全国高等院校医学实验教学规划教材

案例版™

临床检验技能学课程群实验

主 编 伊正君 李 猛
副主编 张 霞 宋 伟 孙艳丽 付玉荣
编 委 (以姓氏笔画为序)

王保强(潍坊医学院附属医院)
王洪省(潍坊医学院)
付玉荣(潍坊医学院)
伊 鑫(潍坊医学院附属医院)
伊正君(潍坊医学院)
刘胜男(潍坊医学院附属医院)
孙艳丽(潍坊医学院)
孙铭艳(潍坊医学院附属医院)
李 倩(潍坊医学院)
李 猛(潍坊医学院)
杨桂茂(潍坊医学院附属医院)
宋 伟(潍坊医学院)
张 霞(潍坊医学院)
张玉芝(潍坊医学院附属医院)
张旭光(潍坊医学院附属医院)
官旭俊(潍坊医学院附属医院)
高昆山(潍坊医学院附属医院)
彭效祥(潍坊医学院)

科学出版社
北 京

内 容 简 介

本教材是科学出版社出版的《临床检验技能学》基础上的递进升级版，在知识、技能、综合素质培养上对学生提出了更高要求。

该教材特色：引入大量临床案例、实验项目整合优化、引入创新实验项目。教材共分二篇：第一篇综合性实验，包括临床基础检验学案例分析、临床生物化学检验案例分析、临床免疫学检验案例分析、临床微生物学检验案例分析、临床输血学检验案例分析、临床血液学检验案例分析、临床分子诊断学案例分析与临床实验室管理学案例分析，共 8 章，包括 24 个案例、53 个实验项目。第二篇为创新性试验，共 1 章，包括 8 个实验项目。

该教材适合医学检验技术专业本科生、专科生使用。

图书在版编目(CIP)数据

临床检验技能学课程群实验 / 伊正君，李猛主编. —北京：科学出版社，2017.3

全国高等院校医学实验教学规划教材

ISBN 978-7-03-051872-9

Ⅰ. ①临… Ⅱ. ①伊… ②李… Ⅲ. ①临床医学–医学检验–实验–高等学校–教材 Ⅳ. ①R466.1

中国版本图书馆 CIP 数据核字(2017)第 035528 号

责任编辑：王　超　胡治国 / 责任校对：张凤琴

责任印制：张　伟 / 封面设计：陈　敬

科学出版社出版

北京东黄城根北街 16 号

邮政编码：100717

http://www.sciencep.com

北京凌奇印刷有限责任公司印刷

科学出版社发行 各地新华书店经销

*

2017 年 3 月第 一 版　　开本：787×1092 1/16

2021 年 1 月第四次印刷　　印张：7 1/2

字数：192 000

定价：38.00 元

(如有印装质量问题，我社负责调换)

前　言

医学检验技术专业是一门临床实践性很强的技术类专业，对医学检验技术专业学生而言，在专业理论基础上的实践技能水平直接关系到就业质量，提高学生的临床检验技能不仅是提升学生含金量的重要举措，对于更好的服务临床医学研究和诊疗也有积极意义。

为满足医学检验技术专业学生的创新性应用型人才培养的要求，前期我们编写了国内第一本关于临床检验技能学的教材《临床检验技能学》。该教材为《临床检验技能学》的递进升级版，在知识、技能、综合素质培养上对学生提出了更高要求。该教材最突出的特点一是引入大量临床案例，以临床案例分析为切入点，在案例初步诊断的基础上，通过科学解析要明确案例诊断的问题从而引出支持该初步诊断所需进一步检测的临床检验项目，融合临床案例分析与检验项目检测为一体，从而培养学生的临床实践与知识运用能力；二是打破检验不同学科界线，进行一体化设计和教学内容的全面整合和优化，培养学生不同学科知识的合理架构能力与综合分析能力；三是引入创新实验培养学生的创新实践精神。

教材共分二篇：第一篇综合性实验（共八章），包括临床基础检验学案例分析、临床生物化学检验案例分析、临床免疫学检验案例分析、临床微生物学检验案例分析、临床输血学检验案例分析、临床血液学检验案例分析、临床分子诊断学案例分析与临床实验室管理学案例分析，共 24 个案例 53 个实验项目；目的是提升学生利用所学知识与技能分析临床问题与解决临床问题的逻辑思维技能、职业素养等综合技能。第二篇为创新性试验，共 8 个实验项目；目的是培养学生的创新实践能力。

据检索，本教材是当前我们编写的国内第二本关于临床检验技能学的教材，尽管编者已倾尽全力，但限于学术水平、编写能力有限，书中不足与错误在所难免。恳请读者和同道们给予批评指正。教材的编写工作之所以能顺利完成，科学出版社给予了大力支持与帮助，在此表示衷心感谢！

伊正君

2017 年 2 月

前言

目　录

第一篇　综合性试验

第一章　临床基础检验学案例分析

【案例 1】 患者，男，39 岁。

主诉：半个月前自觉腹胀、乏力，入院前 2 天加重，出现恶心、黑便。

既往史：2 年前患血吸虫病。

体格检查：T 36.5℃，P 64 次/分，R 16 次/分，BP 106/61mmHg。神志清醒，精神差，心肺(–)，脾肋下 2 指可触及，质中等，全腹压痛，移动性浊音(+)，双下肢水肿。

实验室检查：

粪便潜血：阳性。

血液检查：红细胞计数(RBC)3.28×10^{12}/L，血红蛋白(Hb)96g/L，白细胞计数(WBC)4.03×10^9/L，血小板计数(PLT)84×10^9/L，中性分叶核 0.70，中性杆状核 0.01，淋巴细胞(L)0.17，单核细胞(M)0.02，嗜酸粒细胞(E)0.10。

初步诊断：血吸虫病。

【问题】 为明确诊断，首先应该做的实验室检测是什么？

【解析】 患者既往病史有血吸虫病，该病会引起肝硬化，门静脉高压，进而引起双下肢水肿，同时该患者嗜酸粒细胞增高，故怀疑为血吸虫病，因此首先对该患者进行大便常规及潜血检查；大便常规主要检测是否有血吸虫虫卵，如有，注意虫卵的形态。

实验一　大便常规检查

一、实 验 原 理

取患者约黄豆粒大小粪便(带有脓血黏液部分)，用生理盐水制成粪便悬浊液进行粪便有形成分检查；检查内容主要有红细胞、白细胞、虫卵等。

血吸虫虫卵形态：淡黄色，椭圆形，无小盖，卵壳均匀，表面常黏附许多宿主组织残留物，侧棘短小，卵内含有成熟毛蚴。

二、实验材料、试剂与仪器

生理盐水、载玻片、滴管、显微镜、盖玻片、竹签、无菌杯。

三、操 作 步 骤

(1)留取患者带脓血或黏液的粪便，黄豆粒大小即可。如没有黏液或脓血，应从粪便表面及深部多部位取材。

(2) 在载玻片上滴 2 滴生理盐水，用竹签挑取步骤(1)中留取粪便制成粪便悬浊液。

(3) 盖上盖玻片，显微镜下观察粪便有形成分。

四、结 果 分 析

对粪便中的有形成分，如红细胞、白细胞、虫卵等进行检查，如果有血吸虫虫卵，说明该患者为血吸虫病；如未发现虫卵，也不能排除血吸虫病的可能，因为在血吸虫病晚期较难在粪便中查找到虫卵，此时应多次采样送检(＞3 次)，阴性时加做免疫血清学实验进行确诊。

在该案例中，在患者粪便中可见到大量红细胞、白细胞，但多次送检未见虫卵，并不能完全排除血吸虫病的可能，该患者后加做免疫血清学实验得到确诊。

五、注 意 事 项

(1) 注意留取带脓血或黏液粪便。如没有黏液或脓血应从粪便表面及深部多部位取材。

(2) 制备粪便悬浊液时也应挑取已留取的粪便中带脓血或黏液的部分。

【案例结论分析】 该患者粪便检查结果显示：潜血阳性、白细胞增高，虽然未见血吸虫虫卵，但结合前述的血吸虫感染史、嗜酸粒细胞增高、血压增高、双下肢水肿，推断患者可能为血吸虫病晚期，故此时可能查不到血吸虫虫卵。确证时通过免疫学方法检测血吸虫抗体或行直肠镜活组织检查。

【案例 2】 患者，男，40 岁，工人。

主诉：乏力、食欲缺乏 3 个月，腹胀、黄疸 1 周，皮下出血和瘀斑 3 天入院。

既往史：家族中无遗传性疾病史。

体格检查：T 38.9℃，P 92 次/分，R 26 次/分，BP 128/80mmHg。神志清醒，精神萎靡，急性病容，消瘦。全身皮肤、黏膜重度黄染，胸部和双下肢皮下散在出血点和瘀斑，全身浅表淋巴结均未触及，心、肺正常。腹膨隆，肝区深压痛(+)，肝右肋下 3cm，质中、边缘光滑。脾左肋下未及。移动性浊音(+)，肠鸣音 2～3 次/分。

辅助检查

腹部 B 超提示：肝右肋下 3cm 伴中度腹水，脾正常。胸片、心电图未见明显异常。

实验室检查：

血常规：WBC 13.2×10^9/L，PLT 172×10^9/L。

尿常规：尿胆原阳性、尿胆红素阳性。

大便常规：粪胆原阳性。

生化及免疫学检查：尿素氮(BUN) 16.5mmol/L、肌酐(Cr) 154μmol/L、血糖 8.7mmol/L，HBsAg(+)、HBsAb(–)、HBeAg(+)、HBeAb(–)、HBcAb(+)，谷草转氨酶(AST) 670U/L，谷丙转氨酶(ALT) 395U/L，总胆红素(TBIL) 160μmol/L，结合胆红素(DBIL) 91.3μmol/L，非结合胆红素(IBIL) 68.7μmol/L，血清总蛋白(TP) 55g/L，白蛋白(ALB) 21g/L，球蛋白(GLB) 34g/L。

初步诊断：乙型肝炎。

【问题】 本例皮下散在出血点和瘀斑的最主要原因是什么？为进一步证实出血原因及治疗出血，还需要做哪些实验室检查？

【解析】 从上述病例分析可知，患者处于乙型肝炎急性期，肝细胞大量被破坏，肝功能明显降低。一方面肝脏合成凝血因子减少，另一方面清除抗凝物质能力降低，从而导致凝血功能异常而引起出血。在本案例中，患者皮下出现散在出血点和瘀斑，其病因最可能是由于肝脏疾病引起的凝血功能障碍出血，因此，要进行凝血功能检查，一般包括活化部分凝血活酶时间(APTT)、凝血酶原时间(PT)、凝血酶时间(TT)、纤维蛋白原(FIB)、D-二聚体(DD)等检查项目。此外，B 超结果显示患者出现腹水，要对腹水出现的原因进行探查，因此要进行腹水检查。

实验二　凝血功能测定

一、实 验 原 理

(1)凝血酶原时间(prothrombin time，PT)测定原理：在待测血浆中，加入足够量的组织因子(tissue factor，TF)和适量 Ca^{2+}，满足外源性凝血条件，从加入 Ca^{2+} 到血浆凝固所需的时间即为 PT，主要反映外源性凝血途径是否正常。

(2)活化部分凝血活酶时间(activated partial thromboplastin time，APTT)测定原理：37℃条件下，以白陶土激活Ⅻ，以脑磷脂(部分凝血活酶)代替血小板第三因子，在 Ca^{2+} 参与下，观察血浆凝固所需的时间，即为 APTT，是内源性凝血系统较敏感和最为常用的筛选试验。

(3)纤维蛋白原(fibrinogen，FIB)是由肝脏合成的具有凝血功能的蛋白质，是纤维蛋白的前体，在凝血酶的作用下，α 链与 β 链分别释放出 A 肽和 B 肽，生成纤维蛋白单体。这些单体易于聚合成纤维蛋白多聚体，此时单体之间借氢键与疏水键相连。紧接着，在 Ca^{2+} 与活化的ⅩⅢ因子的作用下，单体之间以共价键相连，可变成稳定的不溶性纤维蛋白凝块，完成凝血过程。

(4)D-二聚体(D-dimer，DD)是纤溶酶对纤维蛋白凝块溶解所产生的一种特异性降解产物，是继发性纤溶较好的标志物。

二、实验材料、试剂与仪器

109mmol/L 枸橼酸钠抗凝试管、采血针、压脉带、0.5%聚维酮碘、全自动血凝检测分析仪、低速医用离心机、APTT 检测试剂盒、PT 检测试剂盒、FIB 检测试剂盒、DD 检测试剂盒、洗针液、氯化钙、缓冲液、去离子水及相关质控品等。

三、操 作 步 骤

(一)标本准备

(1)用 109mmol/L 枸橼酸钠抗凝试管采集患者全血 1.8ml，迅速混匀。

(2)将标本置于低速医用离心机中，3500r/min 离心 3min。

(二)仪器准备

(1)检查仪器冲洗液、洗针液、废液桶。

(2)打开仪器电源，开机，仪器进行自检。

(3)根据各种试剂及质控要求复融试剂与质控品。

(4)加装各种应用试剂。

(5) 加装质控品对仪器进行质量控制检测，质控合格即进行实验。如不合格，检查仪器及试剂，再次进行质量控制检测，直到质控通过。

(6) 加装样本，进行检测，并记录检测结果。

四、结 果 分 析

(1) 凝血酶原时间(PT)：正常范围为12～14s；超过正常范围3s以上有临床意义。

(2) 活化部分凝血活酶时间(APTT)：正常范围为22.5～40.5s。

(3) 纤维蛋白原(FIB)：正常范围为2～4g/L。

(4) D-二聚体(DD)：正常范围为0～0.5mg/L。

在本案例中，测得的PT、APTT、FIB、DD分别为20s、65s、0.5g/L、5 mg/L，由此可见PT与APTT延长，FIB减少，DD升高。从PT与APTT延长及FIB减少可推知凝血途径异常，患者有出血倾向，这是由于肝功能受损引起的；从DD升高可推知患者体内有血栓形成。

五、注 意 事 项

(1) 检测PT、APTT、FIB、DD时，用含109mmol/L枸橼酸钠的真空采血管(浅蓝色盖)。

(2) 采集静脉血进行PT、APTT、FIB、DD检测，采血量与抗凝剂体积比为9∶1。

(3) 采血后要立刻轻轻颠倒混匀，切勿剧烈振荡。

(4) 血凝实验结果易受多种因素(如抗凝剂、抗凝物质)的影响，实验前后要考虑这些因素的影响。

实验三　腹水物理学检查

一、实验材料、试剂与仪器

患者腹水、显微镜、改良牛鲍计数板、微量吸管、小试管、生理盐水或红细胞稀释液、冰醋酸、白细胞稀释液、瑞氏染液或瑞-吉染液。

二、操 作 步 骤

(1) 观察标本颜色、透明度、有无凝块。

(2) 白细胞计数

1) 去除红细胞：在小试管内放入冰醋酸1～2滴，转动试管，使内壁黏附少许冰醋酸后倾去，滴加混匀腹水3～4滴，混匀，放置数分钟，破坏红细胞。

2) 充池：用微量吸管取混匀破坏红细胞后的腹水充入血细胞计数板的2个计数池内。

3) 计数：静置2～3min后，低倍镜计数2个计数池内四周和中央大方格共10个大方格内的有核细胞数。

4) 计算：10个大方格有核细胞总数即每微升腹水中的有核细胞总数，再换算成每升腹水中的有核细胞数。

三、结 果 分 析

白细胞分类计数：

1. 直接分类法　有核细胞计数后，将低倍镜转为高倍镜，直接在高倍镜下根据细胞形态和细胞核形态进行分类，共分类计数 100 个有核细胞，分别计数单个核细胞(包括淋巴细胞、单核细胞及间皮细胞)和多个核细胞(粒细胞)百分率。

2. 涂片染色分类法　在抽出穿刺液后，立即以 1000r/min 离心 5min，取沉淀物制成均匀的薄片，置于室温下或 37℃恒温箱内尽快干燥，瑞氏染色或瑞-吉染色后油镜分类计数 100 个有核细胞。一般标本中可见到淋巴细胞、中性粒细胞、嗜酸粒细胞、间皮细胞等。

在该案例中，患者漏出液中白细胞计数为 16×10^6/L，单个核细胞计数为 76%，多个核细胞计数为 24%，可见漏出液中白细胞数量较少，且主要以淋巴细胞等单个核细胞为主，说明患者可能感染病毒。

四、注 意 事 项

(1) 有核细胞计数应包括间皮细胞。

(2) 必要时可采用细胞玻片离心沉淀仪收集细胞，以提高白细胞分类计数的准确性。

(3) 有核细胞分类计数误差大，尤其是陈旧性、细胞变形的标本，故推荐采用涂片染色分类计数。

(4) 染色分类计数过程中，若发现间皮细胞和不能分类的异常细胞应另外描述或做 HE 等染色查找肿瘤细胞。

实验四　腹水黏蛋白试验

一、实 验 原 理

浆膜腔上皮细胞在炎症刺激下会分泌大量黏蛋白。黏蛋白是一种酸性糖蛋白，其等电点 pH 为 3～5，因此，可在稀醋酸中出现白色沉淀。

二、实验材料、试剂与仪器

患者腹水、100ml 量筒、滴管、冰醋酸、蒸馏水。

三、操 作 步 骤

(1) 加试剂：加 2～3 滴冰醋酸于 100ml 量筒中，再加大约 100ml 蒸馏水，混匀，此时溶液的 pH 为 3～5，静置数分钟。

(2) 加标本：垂直滴加待测标本 1 滴于量筒中。

(3) 观察结果：立即在黑色背景下观察有无白色云雾状沉淀生成及其下降程度。

四、结 果 分 析

阴性：清晰，不显雾状或有轻微白色雾状浑浊，但在下降过程中消失。

阳性：出现白色雾状浑浊并逐渐下沉至量筒底部不消失。

阳性程度的判断：渐呈白雾状为(±)；可见灰白色雾状为(+)；白色薄云状为(++)；白色浓

云状为(++++)。

在本案例中，黏蛋白实验结果为阴性，说明腹水性质为漏出液。

五、注 意 事 项

(1) 血性浆膜腔积液经离心沉淀后，用上清液进行检查。

(2) 该实验中要选择合适量程的量筒。

(3) 加入标本后立即在黑色背景下仔细观察结果。如浑浊不明显，下沉缓慢，中途消失者为阴性。

【案例结论分析】 本患者腹水检查结果中发现白细胞数量较少且主要以单个核细胞为主，黏蛋白试验为阴性，由此可确定本患者的腹水为漏出液；患者乙型肝炎标志物为典型的"大三阳"，对患者的凝血功能检测发现患者PLT正常，PT、APTT等明显延长，FIB减少，DD增高，进一步证实出血原因为病毒性肝炎导致的肝脏损害而引起的凝血功能异常性出血；因而在治疗方面可采取治疗原发病、补充凝血因子、补充维生素等措施，治疗过程中要加强出凝血活性检测，并根据检测结果及时调整用药方案。

【案例3】 患者，男，25岁。

主诉：昏迷，检查不合作。

现病史：3天前因劳累后饮酒出现发热、寒战、剧烈头疼。4h前出现意识障碍，自言自语，回答不出问题，并出现抽搐，抽搐时双眼上翻、凝视，口吐白沫，唇周发绀，双手握拳，四肢抽动，呼之不应，持续0.5h后停止。

体格检查：T 39.1℃，P 106次/分，R 25次/分，BP 113/60mmHg。双瞳等大约0.6mm，眼底检查，视盘水肿，光反射迟钝，颈抵抗明显，双肺、心、腹、淋巴结、皮肤均无异常，膝跟腱反射亢进，右侧巴彬斯基征明显。

实验室检查：

血常规：WBC 12.2×10^9/L，PLT 129×10^9/L。

尿常规：葡萄糖(Glu)(–)，蛋白质(PRO)(–)，酮体(KET)(–)。

大便常规：潜血(–)。

生化及免疫学检查：血糖5.3mmol/L，AST 59U/L，ALT 96U/L，γ-谷氨酰转移酶(γ-GGT) 101U/L，脑脊液免疫球蛋白IgG 147g/L，IgA 11g/L，脑脊液IgM1.12g/L，脑脊液TORCH单纯疱疹病毒抗体IgM阳性、单纯疱疹病毒抗体IgG阳性。

初步诊断：中枢神经系统感染。

【问题】 结合上述病例信息，为帮助该患者更好地诊断，需要做脑脊液检查吗？如果需要，应重点包含哪些项目？

【解析】 患者体格检查发现中枢神经系统感染症状明显，故行腰椎穿刺抽取脑脊液6ml，分别装入3支无菌试管，立即送检，做脑脊液常规及生化检查，同时还要兼顾是否有病毒或者细菌性感染情况的发生，因而应做脑脊液细菌培养、真菌镜检及病毒学检测。

实验五　脑脊液物理学检查

一、实验材料、试剂与仪器

显微镜、改良牛鲍计数板、微量吸管、刻度吸管、小试管、生理盐水或红细胞稀释液、冰醋酸、白细胞稀释液、瑞氏染液或瑞-吉染液。

二、操 作 步 骤

(1) 观察标本的颜色、透明度、有无凝块。

(2) 充池：直接用微量吸管吸取混匀的脑脊液，充入血细胞计数板的上下 2 个计数池内。

(3) 计数：静置 2～3min 后，低倍镜下计数 2 个计数池内四角和中央大方格共 10 个大方格内的细胞数。

(4) 计算：10 个大方格内的细胞总数即为每微升脑脊液细胞总数，再换算成每升脑脊液细胞总数。

三、结 果 分 析

脑脊液中 RBC 及 WBC 参考值：

正常成年人：RBC 0×10^6/L

WBC $(0～5)\times10^6$/L (脑室内)

儿童：WBC $(0～15)\times10^6$/L

新生儿：WBC $(0～30)\times10^6$/L

在本案例中，患者脑脊液中 RBC 为 1×10^6/L，WBC 为 100×10^6/L，由此可见患者有中枢神经系统感染。

四、注 意 事 项

(1) 直接白细胞计数时，也可用微量吸管吸取冰醋酸后尽可能全部吹出，仅使吸管内壁黏附少许冰醋酸，再吸以少量混匀的脑脊液于吸管中，数分钟后吸管内红细胞溶解，然后再充池计数。

(2) 细胞计数时，如发现较多细胞有皱缩或肿胀等异常现象，应如实报告，以协助临床医学鉴别是陈旧性出血还是新鲜出血。

(3) 血性脑脊液中的白细胞必须校正后才有价值，校正方法是分别计数血液红细胞、白细胞数和脑脊液细胞总数、白细胞数，扣除因出血而带进脑脊液的白细胞数。

(4) 细胞涂片时，为了使细胞容易粘在玻片上，可取沉淀的细胞悬液 2 滴，加血清 1 滴，混匀后涂片。

(5) 涂片染色分类时，如见内皮细胞或异常细胞，则另行描述报告，必要时用 HE 染色查找肿瘤细胞。

(6) 实验结束后，血细胞计数板用 75%乙醇浸泡消毒 60min，忌用酚类消毒剂浸泡，以免损坏计数板。

实验六　脑脊液球蛋白试验

一、实验原理

脑脊液中球蛋白(主要是感染刺激机体产生的免疫球蛋白)与苯酚结合，形成不溶性蛋白盐而产生白色浑浊或沉淀。

二、实验材料、试剂与仪器

小试管、刻度吸管、尖滴管、饱和苯酚。

三、操作步骤

(1)加试剂：取饱和苯酚溶液 2ml 于小试管中。

(2)加标本：用尖滴管垂直滴加脑脊液标本 1～2 滴。

(3)观察结果：在黑暗背景下立即用肉眼观察结果。

四、结果分析

结果判读标准：脑脊液清晰透明，不呈现云雾状为(–)；呈微白雾状，对光不易看见，黑色背景下才能见到为(±)；灰白色云雾状为(+)；白色浑浊或白色薄云状沉淀为(++)；白色絮状沉淀或白色浓云块状为(+++)；立即形成白色凝块为(++++)。

本案例中患者脑脊液球蛋白实验结果为(+)，说明有中枢神经系统感染存在。

五、注意事项

(1)当室温在 10℃以下时，应将试剂保存在 37℃温箱中，否则饱和度降低，可致假阳性。

(2)选用小内径的试管，一般为(13±1)mm，加入试剂后立即观察结果。

(3)标本中如红细胞过多，应离心后取上清液检测。

【案例结论分析】 根据脑脊液常规、生化、免疫检查结果可以得出患者脑脊液免疫球蛋白 G 及 A、脑脊液蛋白检测值均高于正常范围，并且脑脊液病毒检测发现单纯疱疹病毒特异性抗体为(+)，因此可以初步判断患者为中枢神经系统病毒感染；对患者进行抗病毒及其他对症治疗，并注意疗效观察。同时，应对患者脑脊液行真菌、细菌感染及结核感染的排查。

(张旭光　王保强)

第二章　临床生物化学检验案例分析

【案例1】　患者，男，62岁。

主诉：双下肢水肿加重，心前区针刺样疼痛，伴有胸闷。

现病史：近3天来患者出现双下肢水肿加重，心前区针刺样疼痛，伴有胸闷、憋气，反复发作，发热、乏力，偶有咳嗽、无痰，腹泻，5～6次/天，无尿痛、尿急及肉眼血尿，睡眠好。

既往史：患者3年前无明显原因出现双下肢水肿，心前区不适，偶有胸闷、胸痛，无发热，无腹泻，无尿痛、尿急及肉眼血尿，当地医院诊断为“慢性肾炎”。既往体健，无药物过敏史，无特殊个人史和家族史。

体格检查：T 36.8℃，P 78次/分，R 18次/分，BP 130/80mmHg。贫血貌，全身皮肤及巩膜无黄染，浅表淋巴结无肿大，眼睑轻度水肿，睑结膜略苍白，甲状腺(–)、心肺(–)，腹平软，肝脾肋下未触及。双下肢中度可凹陷性水肿，双侧巴彬斯基征(–)。

辅助检查：

心电图：窦性心律、T波改变。

超声检查：双肾不均质改变，双肾多发囊肿。

实验室检查：

血常规：WBC 6.9×10^9/L，RBC 2.45×10^{12}/L，Hb 74g/L，PLT 170×10^9/L。

尿常规：蛋白(+++)、隐血(+)。

初步诊断：慢性肾病、慢性贫血、冠状动脉粥样硬化性心脏病(简称冠心病)。

【问题】　为明确诊断，应做哪些相关实验室检查？

【解析】　根据患者主诉和体格检查，患者有双下肢的普遍水肿，同时涉及眼睑的水肿，结合既往史“慢性肾炎”，推测为肾源性水肿。有贫血貌，结合实验室检测，RBC、Hb均下降，提示有贫血，尿常规检测出现蛋白(+++)、潜血(+)，提示病变原因在肾脏。进一步做超声检测后证实有双肾多发囊肿。为了进一步了解患者的肾脏损害情况，建议做肾功能检测：包括血清尿素检测、肌酐检测、尿酸检测、电解质检测等。既往病史中只有心前区不适，偶有胸闷、胸痛，现病史发现患者病情加重，出现了心前区针刺样疼痛，伴有胸闷、憋气，反复发作，心电图检测出现T波改变，结合患者的病史，以及肾脏的疾病，推测患者可能合并了心脏系统的疾病，初步推测是由稳定型心绞痛病情加重，演变成了不稳定型心绞痛，因此后续需要进行心肌损伤标志物的检测：包括血清肌钙蛋白、肌红蛋白、超敏C反应蛋白、谷草转氨酶(AST)、肌酸激酶(CK)、肌酸激酶同工酶(CK-MB)测定等。

实验一　脲酶–谷氨酸脱氢酶偶联速率法测定血清尿素

一、实验原理

尿素经脲酶催化水解生成氨和二氧化碳。在谷氨酸脱氢酶的(GLDH)的催化下，氨与α-酮戊二酸及还原型辅酶Ⅰ(NADH)反应生成谷氨酸与NAD^+。NADH在340nm波长处有吸收峰，其吸光度下降的速率与待测样品中尿素的含量成正比。

二、实验材料、试剂与器材

(1) 酶试剂组成成分和在反应液中的参考浓度如下：pH8.0 的 Tris-琥珀酸缓冲液 150mmol/L、脲酶 8000U/L、GLDH 700U/L、NADH 0.3mmol/L、α-酮戊二酸 15mmol/L、ADP 1.5mmol/L。

目前较多采用双试剂法，将 NADH 与 α-酮戊二酸分开保存有利于试剂稳定。

(2) 尿素标准储存液 (100mmol/L)：精确称取于 60～65℃干燥恒重的尿素 (MW 为 60.06) 0.6g，溶解于无氨去离子水，并定容至 100ml，加 0.1g 叠氮钠防腐，4℃可保存 6 个月。

(3) 尿素标准液 (5mmol/L)：取上述储存液 5.0ml 置 100ml 容量瓶中，用去离子水定容至 100ml。

(4) 仪器：自动生化分析仪或有恒温装置的分光光度计。

三、操 作 步 骤

(1) 自动生化分析仪两点法：标本与酶试剂比为 1∶100，反应温度 37℃，波长 340nm，延迟时间 30s，读数时间 60s。详细操作程序参照仪器和试剂盒说明书。

(2) 手工法 (表 2-1)。

表 2-1

加入物 (ml)	空白管	标准管	测定管
待测血清	—	—	0.015
尿素标准液	—	0.015	—
去离子水	0.015	—	—
酶试剂	1.5	1.5	1.5

混匀后立即在附有恒温装置的分光光度计上监测吸光度变化速率，计算出各管 ΔA/min。

四、结 果 分 析

$$\text{尿素}(\text{mmol/L})=\frac{\text{测定管}\Delta A/\min-\text{空白管}\Delta A/\min}{\text{标准管}\Delta A/\min-\text{空白管}\Delta A/\min}\times\text{标准液浓度}$$

尿素的正常参考范围是 1.8～6.8mmol/L。

本案例中尿素结果为 26.4mmol/L，明显增高。

器质性肾脏损伤时血尿素增高，尿素在肾脏损伤的早期变化不明显，但是在慢性肾衰竭，尤其是尿毒症期，血尿素升高非常明显，并且与病情的严重程度相关。

(1) 血清尿素升高的主要原因

1) 肾前性：最重要的原因是失水，因血液浓缩使肾血流量减少，肾小球滤过率减低而致血液尿素浓度增加，见于剧烈呕吐、幽门梗阻、肠梗阻和长期腹泻等。

2) 肾性：急性肾小球肾炎、肾病晚期、肾衰竭、慢性肾盂肾炎及中毒性肾炎等影响肾小球滤过的疾病，都可使血液尿素含量增高。

患者因双肾囊肿，影响了肾脏的基本滤过功能，从而使尿素等代谢物无法排出体外，在血液中浓度增高，属于肾性原因。

3) 肾后性疾病：前列腺肥大、尿路结石、尿道狭窄、膀胱肿瘤使尿道受压等都可能使尿路阻塞，引起血液中尿素含量增加。

（2）血清尿素浓度降低的情况：较少见，严重肝病如急性黄色肝萎缩、肝硬化、肝炎合并广泛性坏死，导致尿素合成减少可使血液尿素浓度降低。

五、注 意 事 项

（1）标本最好用血清，高浓度氟化物可抑制脲酶活性而使结果偏低。

（2）该法最常出现的问题是试剂失效或反应系统被污染。试剂中最不稳定的是 NADH 和 GLDH。

（3）必须用无氨去离子水复溶试剂。操作中各种实验用品均应洁净、无氨污染、无酸碱污染，在 340nm 波长下以去离子水调零，试剂空白吸光度应大于 1.0。试剂浑浊或试剂空白吸光度低于 1.0 时不宜使用。

（4）血氨升高可使尿素测定结果偏高，采用两点速率法能较好地消除内源性氨的干扰，采用液体型双试剂有利于试剂稳定。

实验二　碱性苦味酸法测定血清肌酐

一、实 验 原 理

肌酐与碱性苦味酸试剂发生 Jaffé 反应生成黄红色络合物，在 510～520nm 附近选择测定吸光度值，与通过同样处理的标准液比较，即可计算出血中肌酐含量。

$$\text{肌酐}+\text{苦味酸}\xrightarrow{\text{碱性}}\text{橙红色复合物}$$

二、实验材料、试剂与仪器

1. 试剂组成

试剂 1：氢氧化钠 0.8mol/L。

试剂 2：苦味酸 24mmol/L；肌酐标准液 10μmol/L。

2. 仪器　全自动生化分析仪或者分光光度计。

三、操作步骤（表 2-2）

表 2-2

加入物（ml）	试剂空白	标准管	标本管
工作试剂	1.0	1.0	1.0
肌酐标准液	–	0.1	–
样品	–	–	0.1

工作试剂：试剂 1∶试剂 2=1∶1，混匀即可。

混匀，37℃延迟 20s 后在 510nm 处读取吸光度变化，读 20～60s 计算平均每分钟吸光度变化 ΔA/min。

四、结 果 分 析

$$\text{肌酐浓度}(\mu\text{mol/L})=\frac{\text{样本管}\Delta A}{\text{标准管}\Delta A}\times\text{标准液浓度}$$

式中，ΔA：吸光度值的变化值。

Jaffé 法测定血清肌酐的正常范围成人男性为 62～115μmol/L，女性为 53～97μmol/L。

本病例中患者血清肌酐明显升高，达到 416μmol/L。肾病初期肌酐值常不高，因为肾脏囊肿引起的肾实质性功能损害，血肌酐值才升高。其值升高 3～5 倍提示有尿毒症的可能，升高 10 倍，常见于尿毒症。该患者已经到了肾脏功能的失代偿期，所以肌酐和尿素同时升高，提示肾严重损害。

五、注 意 事 项

(1) 试剂 1 (R1) 中含有氢氧化钠溶液，具有腐蚀性；试剂 2 (R2) 中含有苦味酸，具有毒性。因此在操作过程中一定要注意安全，避免沾染。

(2) 血清标本出现溶血、脂血或黄疸，会对检测结果造成干扰。

(3) 测定中，温度控制很重要，以 15～25℃为宜。10℃以下会抑制 Jaffé 反应，温度升高可使碱性苦味酸溶液显色加深。

(4) Jaffé 法的主要缺点是特异性差，显色后应在 30min 内测定为宜。过久会使测定管吸光度增加，可能与标本中存在的非特异性物质 (如丙酮、丙酮酸、葡萄糖等) 反应有关。

实验三　尿酸酶–过氧化物酶偶联法测定血清尿酸

一、实 验 原 理

尿酸可被尿酸酶氧化，生成尿囊素和过氧化氢，后者与 4-氨基安替比林 (4-AAP) 和 3，5-二氯-2-羟苯磺酸 (DHBS) 在过氧化物酶的作用下，生成醌亚胺化合物，其颜色深浅与尿酸含量成正比。

二、实验材料、试剂与仪器

(1) 酶试剂：按要求复溶后含尿酸酶 160U/L，过氧化物酶 1500U/L，4-AAP 0.4mmol/L，DHBS 2mmol/L。

(2) 磷酸盐缓冲液 (pH 7.7)，用蒸馏水或缓冲液复溶干粉酶。

(3) 尿酸标准应用液：300μmol/L。

三、操作步骤 (表 2-3)

取 3 支试管，分别标明空白管、标准管和标本管。

表2-3

加入物 (ml)	空白管	标准管	标本管
酶试剂	1.0	1.0	1.0
蒸馏水	0.02	—	—
尿酸标准应用液	—	0.02	—
血清	—	—	0.02

充分混匀，室温放置 10min，在 520nm 波长处，以空白管调零，分别读取各管吸光度。

四、结果分析

$$血清尿酸=\frac{标本管A}{标准管A}\times 标准液浓度$$

式中，A：吸光度值。

正常成人尿酸参考范围为90～420μmol/L。

本案例中血清尿酸结果为436μmol/L，超过正常范围。

尿酸是体内核酸中嘌呤分解的终末产物，血中尿酸除小部分被肝脏破坏外，大部分被肾小球过滤，经肾脏排出。该病例的患者，因为肾功能受损，尿酸易潴留于血中而导致血中含量升高。在肾脏病变早期，血中尿酸浓度常首先升高。所以此项指标有助于较早期地诊断肾脏的病变。

临床常见的尿酸含量升高的原因有：

(1)痛风症：尿酸含量可升高。

(2)急慢性肾小球肾炎：一般伴有血清尿酸增高。

(3)白血病、多发性骨髓瘤、红细胞增多症或其他恶性肿瘤也可导致血尿酸升高。

(4)化学品(如氯仿、四氯化碳)及铅中毒等均可使血尿酸增高。

五、注意事项

(1)标准液浓度准确与否及吸取标本量的准确度对测定结果影响很大，如果结果偏高或偏低，应从标准液及吸取标准量上找原因。所用玻璃器材要清洁干燥，吸量管准确度要高。

(2)干粉试剂于2～6℃保存，至少可稳定6个月。复溶后的试剂在室温可用6～8h；在2～6℃可稳定12～24h，若发现干粉受潮结块，或有颜色出现，以及复溶后与定值血清测定值不符，说明试剂已变质，应弃去不用。

(3)尿酸酶-过氧化物酶偶联法适合于手工及自动生化分析，是原卫生部临床检验中心推荐方法。尿酸酶特异性高，但过氧化物酶特异性较差。由于血清尿酸浓度较低，一些还原性物质如维生素C、胆红素可对尿酸测定产生较明显的负干扰。对于高胆红素标本，可采用加入亚铁氰化钾对胆红素进行氧化处理消除这种负干扰，而试剂中加入维生素C氧化酶可防止维生素C的干扰。

实验四　N-乙酰半胱氨酸法(NAC)测定血清肌酸激酶

一、实验原理

本法采用酶偶联反应测定CK活性浓度。磷酸肌酸和ADP在CK的作用下，生成肌酸和ATP。ATP和葡萄糖在己糖激酶(HK)的催化下，生成6-磷酸-葡萄糖(G6P)。G6P在6-磷酸葡萄糖脱氢酶(G6PDH)的作用下脱氢，同时使$NADP^+$还原生成NADPH。在340nm测定NADPH的生成速率来测定CK的活性。

二、实验材料、试剂与仪器

1. 试剂组成

试剂1(R1)：咪唑缓冲液 30mmol/L、醋酸镁 100mmol/L、AMP 5mmol/L、NADP 30mmol/L、

ADP 2mmol/L、葡萄糖 20mmol/L、G6PDH 2500U/L、HK 3000U/L、EDTA 2mmol/L、5 磷酸二腺酐(AP5A) 10μmol/L。

试剂 2(R2)：磷酸肌酸 120mmol/L。

2. 仪器 全自动或半自动生化仪、分光光度计。

三、操作步骤(表 2-4)

将 R1、R2 以 4∶1 比例配制工作液，平衡至测定温度。

表2-4

加入物(ml)	标本管	空白管
工作液	1.0	1.0
蒸馏水	—	0.04
血清	0.04	—

混匀，37℃延迟时间 120s，测定时间 120s，测定吸光度值的变化 ΔA/min。

四、结果分析

$$\text{CK 活性单位(U/L)} = \Delta A/\min \times F$$

$$F = Vt/Vs \times \varepsilon \times L \times 10^3$$

式中，Vt：反应液总体积(μL)；Vs：样本体积(μl)；L：比色杯光径(cm)；ε：NADPH 在 340nm 处的毫摩尔吸光系数为 6.22。

$$\text{CK(U/L)} = \Delta A/\min \times 4180$$

CK 的正常范围：男性为 80～200U/L，女性为 60～140U/L。

本病例中患者入院后 CK 结果为 223U/L。

CK 在临床主要用于心肌梗死的诊断。心肌梗死发生后 2～4h 此酶即开始升高，12～48h 达最高峰值，可高达正常上限的 10～12 倍，在 2～4 天降至正常水平。此酶对诊断心肌梗死阳性率高，特异性强，是用于心肌梗死早期诊断的一项较好指标，同时对估计病情和判断预后也有参考价值。

除此之外，肌营养不良症、皮肌炎、骨骼肌损伤等；脑血管意外、脑膜炎、甲状腺功能低下等疾病，以及一些非疾病因素如剧烈运动、各种插管及手术、肌内注射氯丙嗪和抗生素等也可能引起 CK 活性增高。

五、注意事项

(1) 血清或血浆标本，均不应溶血。血浆只能用肝素、EDTA 和氟化物抗凝，枸橼酸盐对测定产生干扰。

(2) 血清 CK 活性＞200U/L 时，应用已知 CK 活性正常的血清稀释后重测，其结果乘以稀释倍数。

(3) CK 测定有比色法、酶偶联法和荧光法等。比色法可以用磷酸肌酸或肌酸为底物，由于以磷酸肌酸为底物的反应速度比以肌酸为底物的反应速度快 2～6 倍，故常用磷酸肌酸为底物进行测定，如无机磷酸法、肌酸显色法和酶偶联法。无机磷酸法、肌酸显色法是比较常用的方法，前者底物和试剂易得，反应过程稳定；后者反应速度较快，灵敏度高，不受血中无机磷的干扰。酶偶联紫外连续监测法是国际临床化学和实验室医学联盟(IFCC)推荐的方法，已有试剂盒应用于临床。荧光法快速、敏感，巯基化合物不产生干扰，试剂易得，操作条件易于掌握，但需要荧光光度计。

实验五　免疫抑制法测定肌酸激酶同工酶(CK-MB)的活性

一、实验原理

本法为比色测定 CK-MB 活性的免疫抑制酶动力学法。在抗 CK-M 单体的抗体存在的条件下标本中的全部 CK-MM 活性和 50%的 CK-MB 活性被抑制而 CK-MB 和 CK-BB 中 B 亚基的活性不受影响。将 CK-B 活性测定值乘以 2 即得 CK-MB 活性。

二、实验材料、试剂与仪器

1. 试剂组成

试剂 1(R1)：羊抗人 CK-M 多克隆抗体、表面活性剂、防腐剂 0.1% NaN。

试剂 2(R2)：咪唑缓冲液 100mmol/L、醋酸镁 10mmol/L、AMP 5mmol/L、磷酸肌酸 30mmol/L、ADP 2mmol/L、D-葡萄糖 20mmol/L、G-6-PDH＞1500U/L、hK＞2500U/L、EDTA 2mmol/L、N-乙酰半胱氨酸 20mmol/L、五磷酸二腺苷 10mmol/L。

2. 仪器　自动生化分析仪或分光光度计。

三、操作步骤(表 2-5)

手工、半自动及单一试剂的全自动测定，按需要量将 R1、R2 以 4∶1 比例配制工作液，平衡至测定温度。

表2-5

加入物(ml)	空白管	标本管
蒸馏水	0.04	—
血清	—	0.04
工作液	1.0	1.0

混匀，室温放置 5min，测 3min 内每分钟的吸光度变化值 ΔA/min。

四、结果分析

$$\text{CK-MB(U/L)}=\Delta A/\text{min}\times F$$

$$F=Vt/Vs\times\varepsilon\times L\times10^3$$

式中，Vt：反应液总体积(μl)；Vs：样本体积(μl)；L：比色杯光径(cm)；ε：NADPH 在 340nm 处的毫摩尔吸光系数为 6.22。

$$\text{CK-MB(U/L)}=\Delta A/\text{min}\times8360$$

正常 CK-MB 参考值＜5μg/L。本病例中患者的 CK-MB 结果为 6.74μg/L，结果升高，提示病变在心血管系统。

CK-MB 诊断急性心肌梗死(AMI)具有极高的特异性。AMI 发生 4～6h 即可升高，14h 达峰值，48～72h 恢复正常。因此 CK-MB 是早期诊断 AMI 的重要指标。如果梗死后 3～4 天，CK-MB 仍持续不降，表明心肌梗死仍在继续进行，如果已下降的 CK-MB 再次升高则提示原梗死部位病变扩展或有新的梗死病灶；如果胸痛患者在 48h 内尚未出现 CK-MB 升高，或小于总活性的 2 倍，即可排除急性心肌梗死的诊断。临床上常以 CK-MB 超过 CK 总活性正常均值的 3 倍（离子交换柱层析法）或 10 倍（免疫抑制法）作为急性心肌梗死的诊断依据。此外，风湿性心脏病、心包积液、心肌炎、室上性心律不齐、充血性心力衰竭等，均可引起血清 CK-MB 升高。

该病例中 CK 也升高，结合心电图的结果怀疑患者应该发生了心肌梗死，但是确诊还需要继续动态监测 CK、CK-MB 和心电图。

五、注 意 事 项

(1) 总 CK 测定值＞2000U/L 时，在测定 CK-MB 前用生理盐水稀释，测定结果乘以稀释倍数。

(2) 溶血、黄疸和脂血干扰测定。

(3) 免疫抑制法测定 CK-MB 活性，除受抗 M 亚单位抗体质量影响外，主要问题是存在线粒体 CK 同工酶（CK-Mt）、巨型 CK 及中枢神经系统疾病所致，升高的 CK-BB 均不被抗 M 亚单位抗体抑制，出现假性 CK-MB 活性升高。若 CK-MB＞25%，提示可能存在上述干扰。

实验六　离子选择电极法测定血清钾、钠、氯

一、实 验 原 理

离子选择电极法（ISE 法）：离子选择电极是一种电化学传感器，其结构中有一个对特定离子具有选择性响应的敏感膜，将离子活度转换成电位信号，在一定范围内，其电位与溶液中特定离子活度的对数呈线性关系，通过与已知离子浓度的溶液比较可求得未知溶液的离子活度。

溶液中被测定离子接触电极时，在离子选择电极膜基质中的含水层内发生离子迁移，迁移离子的电荷改变存在着电势，因而使膜面发生电位变化，在测量电极与参比极间产生一个电位。

理想的离子选择电极对溶液中所要测定的离子产生的电位差应符合能斯特方程：

$$E=\mathrm{EO}+\mathrm{RT/ZF}\ \log 10\ \alpha(\mathrm{x})$$

式中，E 为测得的电位；EO 为标准电极电位（常数）；R 为气体常数；T 为绝对温度；F 为法拉第常数；Z 为离子价，$\alpha(x)$ 为离子活度。

可见，测得的电极电位和“x”离子活度的对数成比例，当活度系数保持恒定时，电极电位与离子浓度“C”的对数也成比例，以此求出溶液中离子的活度或浓度。

二、实验材料、试剂与仪器

1. 试剂　高、低浓度斜率液，电极活化液。

2. 仪器　电解质分析仪。

三、操 作 步 骤

(1) 开机后，清洗管路。

(2)用高、低浓度斜率液进行两点定标。

(3)定标通过后，进行样品的测定。

(4)操作完毕后，清洗电极和冲洗管路。

四、结果分析

正常参考范围：血清 K^+ 3.5～5.5mmol/L，血清 Na^+ 135～145mmol/L，Cl^- 96～108mmol/L。

本案例中患者的电解质检测结果分别是 K^+ 6.37mmol/L，Na^+ 138.9mmol/L，Cl^- 104.9mmol/L。患者的血清 K^+明显升高，血清 Na^+、Cl^-基本正常，由于患者的肾脏功能出现了器质性的损害，导致排泄血清 K^+的能力下降，血液中 K^+的排泄出现障碍，在血液中蓄积，导致浓度升高。但是随着肾脏功能损害的程度加剧，肾脏在调节电解质平衡方面会逐渐失去作用，最终会出现 Na^+、Cl^-的升高。

人体内 K^+的主要排出途径是通过肾脏从尿中排出。Na^+是细胞外液的主要阳离子，在维持晶体渗透压、神经肌肉兴奋性，调节酸碱平衡方面有重要作用。Cl^-是细胞外液的主要阴离子，参与调节机体渗透压和酸碱平衡。

五、注意事项

(1)ISE 法根据测定过程又分为直接测定法和间接测定法，目前大部分采用间接测定法，由于间接测定法将待测样本稀释后测定，所测离子活度更接近离子浓度。ISE 法具有标本用量少、快速准确、操作简便等优点，是目前所有方法中最为简便、准确的方法。

(2)样本不得溶血。

(3)使用环境应保持清洁，无任何腐蚀性气体，应安放在平稳的工作台上。

(4)电极具有一定寿命，使用一段时间后，电极会老化，必须经常进行电极的保养和维护。

【案例结论分析】　肾脏功能检测结果：BUN 26.4mmol/L，Cr 416μmol/L，尿酸(UA) 436μmol/L；心肌酶检测：CK 223U/L，CK-MB 6.74μg/L；电解质检测：K^+ 6.37mmol/L，Na^+ 138.9mmol/L，Cl^- 104.9mmol/L。

BUN 轻度升高，Cr 轻度升高，K^+ 轻度升高，提示患者为慢性肾脏疾病，并且有肾脏功能损害，因此出现代谢产物 BUN 和 Cr 的升高，而且同时伴有电解质的排泄障碍，出现了 K^+升高。但是，肾脏具有强大的代偿功能，有可能通过早期及时的治疗干预逆转，因此在治疗过程中，需要定期检测肾脏功能；CK-MB 结果升高怀疑患者有心脏细胞的损伤，结合入院时心电图检测，进一步明确了患者同时患有心脏系统疾病。

因此，结合初步诊断，患者的诊断进一步明确为慢性肾病、慢性贫血、高钾血症、冠心病。

【案例 2】　患者，女，40 岁。

主诉：多食、多饮、消瘦半年，双下肢麻木半个月。

现病史：近半个月出现多食、多饮、双下肢麻木，有时呈针刺样疼痛。消瘦半年，病后二便正常，睡眠好。

既往史：患者半年前无明显诱因逐渐食量增加，由原来每天 300g 逐渐增加，最多达 750g，而体重逐渐下降，半年内下降达 5kg 以上，同时出现烦渴多饮，伴尿量增多，服中药治疗 1 个多月无好转。既往体健，无药物过敏史。个人史和家族史无特殊。

体格检查：T 36.4℃，P 80 次/分，R 20 次/分，BP 130/80mmHg。无皮疹，浅表淋巴结无肿大，巩膜无黄染，双眼晶状体透明无浑浊，甲状腺(–)、心肺(–)，腹平软，肝脾肋下未触及。双下肢无水肿，感觉减退，膝腱反射消失，巴彬斯基征(–)。

实验室检查：

血常规：WBC 5.5×10^9/L，RBC 3.7×10^{12}/L，Hb 118g/L，N 0.65，L 0.35，PLT 205×10^9/L。

尿常规：pH 6.0，尿比重(SG) 1.015，尿胆原(URO)(–)，PRO(–)，GLU(+++)，胆红素(BIL)(–)，KET(–)，镜检(–)。

随机血糖 11mmol/L。

初步诊断：2 型糖尿病。

【问题】 为明确诊断，应做哪些相关的实验室检查?

【解析】 患者中年女性，出现了多食、多饮、多尿、体重减轻的症状，这是糖尿病典型的“三多一少”症状。因为患者是中年之后发病，初步怀疑是 2 型糖尿病。实验室检测发现患者的尿液 Glu(+++)，随机血糖升高，进一步明确诊断。鉴于患者出现了“双下肢麻木，且有时呈针刺样疼痛”的症状，为了明确患者的病情程度，辅助临床用药，因此建议复查空腹血糖和葡萄糖耐量(OGTT)实验。

实验七　葡萄糖氧化酶法测定血清葡萄糖

一、实 验 原 理

葡萄糖氧化酶(glucose oxidase，GOD)利用氧和水将葡萄糖氧化为葡萄糖酸，并释放过氧化氢。过氧化物酶(peroxidase，POD)在色原性氧受体存在时将过氧化氢分解为水和氧，并使色原性氧受体 4-氨基安替比林和酚去氢缩合为红色醌类化合物，即 Trinder 反应。红色醌类化合物的生成量与葡萄糖含量成正比。

二、实验材料、试剂与仪器

1. 试剂

酶试剂：葡萄糖氧化酶(GOD)＞1200U。

过氧化物酶(POD)＞1200U、4-氨基安替比林 0.8mmol/L。

磷酸缓冲液：pH 7.2。

葡萄糖标准液：100mg/dl(5.55mmol/L)。

2. 仪器　自动生化分析仪或分光光度计。

三、操 作 步 骤

(1)酶工作液配制：酶试剂与缓冲液根据标本量，临用前按体积比 1∶4 混匀，2～8℃可保存 1 个月。

(2)取试管 3 支编号，按表 2-6 操作。

表 2-6

加入物(ml)	空白管	标准管	样品管
标准液	—	0.03	—
血清	—	—	0.03
蒸馏水	0.03	—	—
酶试剂	3.0	3.0	3.0

各管加好后，混匀，置 37℃水浴 10min，在 505nm 波长下，以空白管调零，测定各管的吸光度值 *A*。

四、结 果 分 析

$$血清葡萄糖(mmol/L)=\frac{样品管A}{标准管A}\times 标准液浓度$$

正常人空腹血糖浓度为 3.9～6.1mmol/L。

本病例中患者的随机血糖升高明显，所以建议复查空腹血糖，以排除偶然误差。该患者的空腹血糖为 12.0mmol/L，是高血糖。空腹血糖升高的情况，多见于病理性因素，其中糖尿病为最常见的原因。

空腹血糖是至少 8h 内不摄入含热量的食物后测定的血浆葡萄糖浓度，是诊断糖尿病最常用的检测项目。空腹血糖浓度超过 7.0mmol/L 称为高血糖。血糖浓度低于 3.9mmol/L 称为低血糖。

五、注 意 事 项

(1) 此法可直接测定脑脊液葡萄糖的含量，但不能直接用于测定尿液葡萄糖含量。因为尿液中尿酸等干扰物质浓度过高，造成结果偏低。

(2) 严重黄疸、溶血及脂血应先制备无蛋白血滤液，然后再进行测定。

实验八　口服葡萄糖耐量试验(OGTT)

一、实 验 原 理

口服葡萄糖耐量试验(oralglucose tolerance test，OGTT)是检查人体血糖调节功能的一种方法。正常人服用一定量的葡萄糖后，血糖浓度暂时性升高(一般不超过 8.9mmol/L)，但在 2h 内血糖浓度又可恢复至正常空腹水平。在服用一定量的葡萄糖后，间隔一定时间测定血糖和尿糖，观察血液葡萄糖水平及有无尿糖出现，称为耐糖试验。若因内分泌功能失调等因素引起糖代谢失常时，食入一定量的葡萄糖后，血糖浓度可急剧升高，而且短时间内不能恢复到原来的浓度水平，称为糖耐量失常。临床上对症状不明显的患者，可采用口服葡萄糖耐量试验来判断有无糖代谢异常。

二、实验材料、试剂与仪器

同空腹葡萄糖测定。

三、操作步骤

(1)做 OGTT 试验前 3 天，停止胰岛素治疗，可正常饮食，每天饮食中糖类含量不应低于 150g(但要控制在 250～300g)，并且维持正常活动。

(2)次日清晨空腹抽取血液 2ml，抗凝，测定血浆葡萄糖，此为空腹血糖。

(3)在 5min 内喝下 300ml 含 75g 葡萄糖的糖水(对于儿童则按每千克体重给 1.75g 葡萄糖，计算口服葡萄糖用量，直至达到 75g 葡萄糖时止)，喝糖水后 30min、1h、2h、3h 分别采集静脉血一次，并留取尿液做尿糖定性试验。整个试验中不可吸烟、喝咖啡、喝茶或进食，应安静地坐在椅子上。

(4)测定血糖浓度，并绘制耐糖曲线：将各次所测得的血糖浓度与对应的时间作图，绘制糖耐量曲线。

四、结果分析

口服葡萄糖后各时限血糖或空腹血糖、高峰值与 2h 血糖值大于相应年龄的正常上限者可诊断为糖尿病。若以上指标血糖值超过正常上限，而未达到糖尿病标准，则为糖耐量异常。

本案例中 OGTT 结果为空腹血糖 12.0mmol/L，2h 血糖 15.3mmol/L。

OGTT 可以协助诊断及反映糖尿病的状态：正常的空腹血糖在 3.9～6.1mmol/L，空腹血糖达 6.1～7.0mmol/L 为空腹血糖受损，餐后 2h 血糖在 7.8～11.1mmol/L 为糖耐量减低，若空腹血糖高于 7.0mmol/L 和(或)餐后 2h 血糖高于 11.1mmol/L 即为糖尿病。

本案例 OGTT 实验中空腹血糖 12.0mmol/L，高于 7.0mmol/L，2h 血糖 15.3mmol/L，高于 11.1mmol/L，达到了糖尿病的诊断标准。

五、注意事项

(1)OGTT 受多种因素影响，如年龄、饮食、健康状况、胃肠道功能、某些药物和精神因素等。假阳性可见于营养不良、长期卧床、精神紧张、急慢性疾病或服用口服避孕药、糖皮质激素、甲状腺激素、烟酸、苯妥英钠、利尿剂及单胺氧化酶抑制剂等患者。

(2)对于胃肠道手术或胃肠功能紊乱影响糖吸收的患者，糖耐量试验不宜口服进行，而需采用静脉葡萄糖耐量试验(IGTT)。对 OGTT 正常但有糖尿病家族史者，可进行可的松 OGTT，但 50 岁以上者对葡萄糖的耐受力有下降的趋势，所以不宜做此类试验。

【案例结论分析】 患者为中年女性，多食、多饮，伴尿量增多、消瘦半年，这是糖尿病典型的“三多一少”临床表现，伴双下肢麻木半个月。入院时尿常规：Glu(+++)，提示出现尿糖，尿糖阳性说明血糖升高超过了肾糖阈。进一步检测随机血糖 11mmol/L，因此高度怀疑是糖尿病。入院后，可以进一步做 OGTT 实验以明确诊断，确定分型。

生化检测结果：空腹血糖 12.0mmol/L，OGTT 结果：2h 血糖 15.3mmol/L，结果分析：根据实验室生化检测血糖结果，随机血糖和空腹血糖都升高，OGTT 实验 2h 血糖水平明显升高，而且尿糖结果阳性。综合以上检测结果，初步诊断患者罹患的是 2 型糖尿病。

糖尿病患者常并发微血管的病变，因此应及时检测肾脏功能，以便早期预防，延缓疾病进程。除此之外，血糖代谢紊乱，常伴有脂类代谢紊乱，会引起血清三酰甘油、总胆固醇、高密度脂蛋白、低密度脂蛋白的改变，这些项目也应该定期检测。

【案例 3】 患者，男，45 岁。

主诉：1 周前饮酒后出现厌油、食欲减退，巩膜黄染，茶色尿。

现病史：1 周前因饮酒后出现巩膜黄染，茶色尿。自觉发热、寒战，测体温最高可达 39℃，偶有咳嗽、咳痰，厌油、恶心，无呕吐，乏力、食欲减退，无腹痛腹泻。患者睡眠可，大便正常，体重较前无明显增减。

既往史：患者 3 年前因股骨干骨折做过股骨干内固定手术，术中曾经输过 2000ml 血浆和 2U 浓缩红细胞。既往体健，无传染病史，无慢性病史。无药物过敏史。无特殊个人史和家族史。

体格检查：T 36.8℃，P 75 次/分，R 21 次/分，BP　115/78mmHg。无皮疹，浅表淋巴结无肿大，神清淡漠、巩膜黄染、皮肤黄，甲状腺(–)、心肺(–)，肝上界在右锁骨中线第 6 肋间，肝脏肋下 1.5cm 可扪及，轻触痛，肝区叩痛，脾未触及。其余(–)。

实验室检查：

血常规：WBC 8.6×10^9/L，N 0.7，L 0.25，M 0.03，E 0.006，B 0.009，RBC 5.45×10^{12}/L，Hb 135g/L，PLT 170×10^9/L。

尿常规：pH 6.0，SG 1.014，URO(+)，PRO(–)，GLU(–)，BIL(+++)，KET(–)，WBC(++)，隐血(–)。

AST 220U/L。

初步诊断：急性肝炎。

【问题】 为明确诊断，应做哪些相关检测？

【解析】 患者因为饮酒后出现了厌油、恶心、食欲减退的表现，这提示可能是消化系统的问题，并且出现了巩膜黄染，尿液颜色加深，提示患者出现了黄疸。查体发现患者肝脏可在肋下触及，这是肝脏增大，综合以上临床表现提示病变在肝脏。实验室检测发现患者的尿液 URO(+)，BIL(+++)，进一步证实了是肝脏的疾病。但并不明确患者的病因。为了明确病因，建议检测凝血功能、肝脏功能、血清免疫学、病毒型肝炎标志物等。

实验九　血清丙氨酸氨基转移酶测定

一、实验原理

$$\text{L-丙氨酸} + \alpha\text{-酮戊二酸} \xrightarrow{\text{ALT}} \text{L-谷氨酸} + \text{丙酮酸}$$

$$\text{LDH 丙酮酸} + \text{NADH} + \text{H}^+ \xrightarrow{\text{LD}} \text{L-乳酸} + \text{NAD}^+ + \text{H}_2\text{O}$$

二、实验材料、试剂与器材

1. 试剂

试剂 1：pH 7.15±0.05、Tris 100mmol/L、α-酮戊二酸 15mmol/L、LDH 1200U/L；NADH 0.18mmol/L。

试剂 2：L-丙氨酸。

2. 仪器 生化分析仪或分光光度计。

三、操作步骤

(1) 试剂 1∶试剂 2 按 4∶1 混合成工作液。

(2) 血清 40μl 加工作液 1000μl，混匀，37℃恒温孵育 1min 后测定初始吸光度值，5min 后准确测定平均每分钟的吸光度变化值 ΔA/min。

四、结果分析

$$ALT(U/L)=\Delta A/min\times 4180$$

式中，4180 是常数，计算方法见本章实验五。

ALT 正常参考范围＜40U/L，该病例患者 ALT 1600U/L，明显升高，首先怀疑是肝胆系统的疾病。

因为 ALT 是一种广泛存在于一般组织细胞中的细胞酶，在肝细胞中含量较多。肝炎、中毒性肝细胞坏死等肝病时，此酶可释放入血，致血中该酶活性浓度增加。故血清 ALT 测定在临床诊断上具有重要意义。

患者 ALT 突然出现升高，结合以前的输血史，怀疑是急性病毒性肝炎。急性病毒性肝炎 ALT 阳性率为 80%～100%，且 ALT＞AST，排除了慢性肝炎的可能。

五、注意事项

(1) 空腹采血，宜用血清标本测定。草酸盐、肝素、枸橼酸盐虽不抑制酶活性，但可引起反应液的轻度浑浊。

(2) 结果如超过线性范围，用生理盐水将标本稀释，测定结果乘以稀释倍数。

(3) 最好采血后即时进行测定。如果没有条件及时测定，可以将分离的血清储存于冰箱中。血清中 ALT 在室温(25℃) 可以保存 2 天，在 4℃可保存 1 周，在–25℃可保存 1 个月。

(4) 严重脂血、黄疸及溶血可增加测定的吸光度值。

(5) 酶的测定结果与作用时间、温度、pH 及试剂加入量等有关，在操作时均应准确掌握。

(6) 由于每批试剂都有差异，因此每换一个批号的试剂必须重新绘制曲线。

实验十　双缩脲法测定血清总蛋白

一、实验原理

血清(浆) 中蛋白质的肽键(—CO—NH—) 在碱性溶液中能与 2 价铜离子作用生成稳定的紫

红色络合物。此反应和 2 个尿素分子缩合后生成的双缩脲($H_2N—OC—NH—CO—NH_2$)在碱性溶液中与铜离子作用形成紫红色的反应相似，故称为双缩脲反应。这种紫红色络合物在 540nm 处有明显吸收峰，吸光度在一定范围内与血清蛋白含量成正比关系，经与同样处理的蛋白质标准液比较，即可求得蛋白质含量。

二、实验材料、试剂与器材

1. 试剂组成

(1) 6mol/L NaOH 溶液：称取 NaOH 240g，溶于新鲜制备的蒸馏水约 800ml 中，定容至 1L，储存于有盖塑料瓶中。

(2) 双缩脲试剂：称取硫酸铜结晶($CuSO_4 \cdot 5H_2O$) 3g 溶于新鲜制备的蒸馏水 500ml 中，加入酒石酸钾钠($NaKC_4H_4O_6 \cdot 4H_2O$，用以结合 Cu^{2+}，防止 CuO 在碱性条件下沉淀) 9g 和 KI (防止碱性酒石酸铜自动还原并防止 Cu_2O 的离析) 5g。待完全溶解后，在搅拌下加入 6mol/L NaOH 溶液 100ml，并用蒸馏水定容至 1L，置塑料瓶中盖紧保存。此试剂室温下可稳定半年，若储存瓶中有黑色沉淀出现，则需要重新配制。

(3) 60～70g/L 蛋白质标准液：可用定值参考血清或标准白蛋白作标准。

2. 仪器　生化分析仪或者分光光度计。

三、操作步骤(表 2-7)

表2-7

加入物(ml)	空白管	标准管	标本管
血清	—	—	0.10
蛋白标准液	—	0.10	—
蒸馏水	0.10	—	—
双缩脲试剂	5.0	0.10	5.0

混匀，置 25℃ 30min 或 37℃ 10min，用空白管调零，在波长 540nm 处比色，测各管吸光度 *A*。

四、结 果 分 析

$$血清总蛋白浓度(g/L) = \frac{样本管A}{标准管A} \times 标准液浓度$$

正常成人 TP 参考范围为 60～80g/L。本案例中患者的 TP 为 80g/L，在正常参考范围内。TP 正常，说明患者虽然肝脏细胞受损，肝脏功能受到了影响，但是肝脏有巨大的储备能力，血浆 TP 维持正常。

TP 中大部分是由肝脏合成的，是重要的营养物质，用于维持血浆胶体渗透压，是维持机体正常免疫力的重要物质。当肝脏发生病变时，肝细胞合成蛋白质的功能减退，血浆中蛋白质会发生质和量的变化，导致机体出现消耗性水和电解质平衡紊乱。临床上用各种方法检测血浆蛋白的含量来协助诊断肝脏疾患，并作为疗效观察，预后判断的指标。

如果肝脏细胞损伤加重，或者是转化为慢性肝炎，肝细胞发生不可逆性的损害，肝脏合成蛋白质的能力会降低或者是丧失，出现低蛋白血症，引起机体出现一系列临床代谢紊乱。因此，只有积极治疗原发疾病，恢复肝脏功能，才能避免继续恶化。

五、注 意 事 项

(1) 黄疸、严重溶血、脂血、葡萄糖等都会对结果造成干扰，故用标本空白管来消除。但如标本空白管吸光度太高，可影响测定的准确度。

(2) 双缩脲试剂中 $NaKC_4H_4O_6 \cdot 4H_2O$ 的作用是维持 Cu^{2+}在碱性溶液中的溶解性；加入 KJ 作为抗氧化试剂，以防止 Cu^{2+}形成沉淀。

(3) 双缩脲试剂要封闭储存，防止吸收空气中的二氧化碳。

(4) 标本测定超出线性范围上限时，可进行稀释后测定。

(5) 该法测定蛋白质的重复性好，几乎不受温度影响，缺点是灵敏度较低。

实验十一　重氮法测定血清胆红素

一、实 验 原 理

胆红素在二甲亚砜等加速剂的作用下，在酸性溶液中与重氮苯磺酸作用生成紫色的偶氮胆红素，与经过同样处理的校准液比较，即可计算出样品中胆红素含量。

二、实验材料、试剂与器材

1. 试剂组成

R1 试剂：对氨基苯磺酸溶液。

　　　　盐酸。

R2 试剂：$NaNO_2$ 溶液。

标准液：20μmol/L。

2. 仪器　生化分析仪或分光光度计。

三、操 作 步 骤

R1 试剂和 R2 试剂混匀形成工作液，按表 2-8 操作。

表 2-8

加入物(μl)	试剂空白	标准管	标本管
工作液	1500	—	1500
标准液	—	—	—
标本	—	100	100

充分混匀，37℃水浴 5min，以试剂空白调零，在 578nm 处测定各管吸光度值 *A*。

四、结果分析

$$血清胆红素浓度(\mu mol/L)=\frac{标本管A}{标准管A}\times 标准液浓度$$

血清 TBIL 正常参考范围为 3.4～17.1μmol/L，DBIL＜6.8μmol/L，IBIL 为 1.7～10.2μmol/L。

本病例中患者 TBIL 63μmol/L、DBIL 21μmol/L、IBIL 42μmol/L，明显超出了正常参考范围。TBIL 是体内衰老红细胞裂解释放出的血红蛋白产生的代谢产物，包括直接胆红素和间接胆红素。肝脏是胆红素代谢的主要器官，经过肝脏细胞摄取、结合和生物转化等处理，最终排出体外。肝脏细胞在处理过程中的任何一种或几种功能障碍，均可引起黄疸。检查 TBIL 代谢情况对判断肝脏功能，尤其是黄疸鉴别具有重要意义。

当 17.1μmol/L＜TBIL＜34.2μmol/L 时为隐性黄疸，＞34.2μmol/L 为显性黄疸。该病例患者 TBIL 63μmol/L＞34.2μmol/L，为显性黄疸，出现肉眼可见的皮肤、黏膜黄染的表现。根据血清胆红素分类，判断黄疸类型。血清总胆红素、直接胆红素及间接胆红素皆增高为肝细胞性黄疸，如病毒性肝炎等。

五、注意事项

(1) 本法稳定性好、灵敏度高、轻度溶血无影响，避免严重溶血，因为血红蛋白可与重氮试剂反应，从而影响检测结果的正确性。

(2) 血脂会干扰测定，因此应该采集空腹血检测。

(3) 胆红素对光敏感，标本与标准品应避光保存。

(4) 本法测定血清胆红素，在 10～37℃的条件下不受温度变化的影响，2h 内显色反应稳定，不影响比色的结果。

【案例结论分析】 肝功能检测：TBIL 63μmol/L，DBIL 21μmol/L，IBIL 42μmol/L，AST 220U/L，ALT 1600U/L，TP 80g/L；病毒标志物检测：HBV-Ag(+)。

患者入院后进行了肝脏功能检测，结果显示，TBIL、DBIL、IBIL 都明显升高，而且 TBIL 63μmol/L＞34.2μmol/L 为显性黄疸，所以患者出现了皮肤、黏膜黄染的症状。ALT、AST 均升高，尤其是 ALT 升高明显，明确提示是肝脏受到损害，而且是疾病的急性进程。结合免疫学病毒型肝炎标志物检测，证实乙肝表面抗原呈阳性。由于患者曾有过输血史，怀疑患者可能因为输血感染乙肝病毒。患者饮酒后加重肝脏的负担，出现了肝炎的临床表现。患者可能是由乙肝病毒携带者变成了乙肝肝炎活动期患者，且因为 ALT 明显升高，可能是急性肝炎。因此，综合分析，患者的诊断应该为急性病毒性肝炎。

（高昆山　张　霞）

第三章　临床免疫学检验案例分析

【案例 1】 患者，女，26 岁。

主诉：因发热、多关节肿痛入院。

现病史：1 个月前始出现高热，体温最高达 39.2℃，颜面出现红斑，略高出皮肤，不痛不痒，压不褪色。

既往史：患者于 6 个月前无明显诱因出现左手掌指关节、近端指间关节肿痛。4 个月前右手部分关节也出现相应症状，无明显局部变红及活动受限，有时口腔溃疡。在当地医院检查类风湿因子阳性，红细胞沉降率增快，诊断为“类风湿关节炎”，用中药治疗 1 个月后关节症状改善，但始终存在低热，用青霉素、头孢菌素等治疗效果不明显。既往无乙肝、结核等传染病史及密切接触史，生于原籍，生活规律，无冶游史，月经规律，育有一子。

体格检查：T 37.6°C，P 85 次/分，R 20 次/分，BP 110/75mmHg。青年女性，神智清，精神可，发育正常。贫血貌，面部蝶形红斑，脱发明显，无皮疹及出血点，浅表淋巴结不大，巩膜可疑黄染，咽不红，口颊黏膜有一溃疡，心肺无异常，腹平软，肝肋下 0.5cm，质软无压痛，脾侧位可及，双膝关节轻压痛，无红肿，下肢不肿。

实验室检查：

血常规：RBC 2.70×10^{12}/L，Hb 83g/L，PLT 85×10^{9}/L，WBC 3.5×10^{9}/L，N 0.68，E 0.04，L 0.22，M 0.06。

肝功能：TBIL 36μmol/L。

红细胞沉降率 50mm/h。

尿常规：PRO(+)，BIL(–)。

初步诊断：系统性红斑狼疮。

【问题】 为明确诊断，应进一步做哪些实验室检查？

【解析】 根据患者的主诉和临床表现，发热，乏力，面部特殊红斑妆容，手部不对称性关节肿痛，可基本排除“类风湿关节炎”，符合当地医院治疗无效的解释，根据实验室检测中，红细胞沉降率加快，血红蛋白降低，尿液中出现蛋白质，说明已有肾脏损伤，初步可怀疑为系统性红斑狼疮，为明确诊断需要做抗核抗体(ANA)、抗 ds-DNA、可提取核抗原(ENA)，以及补体 C_3、C_4 检测。检测 ANA、抗 ds-DNA 多用间接荧光免疫法；ENA 的检测多用免疫印迹法；补体 C_3、C_4 检测多用免疫浊度法。

实验一　间接免疫荧光法检测 ANA

一、实 验 原 理

间接免疫荧光法(IIF)是检测 ANA 的最有效方法和“金标准”。其基本原理是以组织培养细胞(最常用的是 Hep-2 细胞)或灵长类动物肝脏的冷冻切片作为反应基质(抗原片)，于其上滴加稀释的待测血清，如血清中有 ANA 存在，则可与细胞中的核抗原结合形成抗原抗体复合物。经充分洗涤除去未结合物后，再加异硫氰酸荧光素(FITC)标记的抗人 IgG 抗体于抗原片上，形成核抗原-患者血清中的抗核抗体-荧光素标记的抗人 IgG 复合物，经充分洗涤后在荧光显微镜下观察。

二、实验材料、试剂与仪器

购买专用商品试剂盒，包括加样板、细胞膜片、FITC 标记的抗人 IgG、阳性和阴性对照、PBS 吐温缓冲液和封片介质等，加样器，荧光显微镜。

三、操作步骤

按试剂盒使用说明书进行操作。

(1)自冰箱取出试剂盒，恢复至室温(18～25℃)；配制相关试剂，稀释待测血清。按顺序分别滴加 25μl 稀释血清至加样板的各反应区，避免产生气泡。

(2)将细胞膜片覆盖在加样板上，确保待测血清与细胞膜片接触。于室温温育 30min。

(3)用 PBS 吐温缓冲液流水冲洗细胞膜片 1s，再浸入 PBS 吐温缓冲液中 5min。

(4)滴加 25μl FITC 标记的抗人 IgG 至另一加样板的反应区。从洗杯中取出细胞膜片，5s 内用吸水纸吸去背面和边缘的水分，立即盖在加样板上。确保细胞膜片与荧光抗体接触良好，于室温下继续温育 30min。

(5)用 PBS 吐温缓冲液流水冲洗细胞膜片 1s，再浸入 PBS 吐温缓冲液中 5min。

(6)取出细胞膜片，吸去背面和边缘的水分，滴加 1 滴封口剂(甘油)，盖上盖玻片，于荧光显微镜下观察。

四、结果分析

阴性：视野暗，无荧光出现。

阳性：在肝细胞核上出现绿色荧光(也可出现在细胞质上)。

本实验采用的是间接免疫荧光技术，是抗原与抗体(一抗)结合之后，带有荧光抗体的二抗与一抗抗原抗体复合物结合，进行抗体的检验。抗体阳性时，二抗所携带的荧光在荧光显微镜下会发出绿色荧光。直接免疫荧光法检测的是抗原，间接免疫荧光法检测的是抗体。

阳性细胞核常可出现下列五种荧光类型：斑点型、周边型(核模型)、均质型、核仁型、混合型。应用 Hep-2 细胞作抗原片还可检出着丝粒型和核浆点型 ANA 等。

核型的确定对临床诊断有进一步的参考价值：均质型表示可能有抗 DNA 抗体存在，核膜型表示可能有抗板层素、核孔复合体抗体，斑点(颗粒)型多为抗 ENA 抗体，核仁型多为抗核小体抗体。系统性红斑狼疮(SLE)患者常出现均质型、周边型或混合型，斑点型多见于混合性结缔组织病，而硬皮病多为核仁型，高滴度均质型对 SLE 有较高的特异性。

本案例中，患者抗核抗体结果阳性，在细胞核上出现了绿色荧光，滴度为 1∶3200，且为均质型，高滴度均质型多为抗 ds-DNA 抗体，主要见于系统性红斑狼疮患者。

五、注意事项

(1)对于 ANA 阳性的血清(标本)，要做滴度，只报阴性或阳性而不做滴度，临床价值不大。

(2) ANA 敏感性高、特异性差。ANA 阳性见于多种疾病，如系统性红斑狼疮、药物性狼疮、干燥综合征、混合性结缔组织病(MCTD)等，还要做确认实验，进一步确定为何种疾病。

(3) ANA 阴性，一般可以排除自身免疫性疾病，但也并不是绝对排除。

(4) 抗原底物为鼠肝，如果滴度超过 1∶40 提示有自身免疫性疾病的可能。

实验二　免疫印迹试验

一、实 验 原 理

免疫印迹技术是建立在蛋白质印迹基础之上的。含多种蛋白质成分的生物液体经 SDS-PAGE 分离，在凝胶板上按照相对分子质量的大小形成位置不同的区带。然后用电转印或其他转印方法将凝胶板上分离的蛋白质转印至硝酸纤维素(NC)膜或其他材料的膜上，再依次用特异性抗体(一抗)和酶(辣根过氧化物酶、碱性磷酸酶)或放射性同位素、胶体金标记的抗体(二抗)与膜上蛋白质反应进行抗原或抗体的特异性分析。免疫学检验中，此技术用于抗核抗体谱的检查、抗人类免疫缺陷病毒(HIV)抗体的确认试验，以及丙型肝炎病毒重组抗原的免疫印迹分析(RIBA)等。

二、实验材料、试剂与仪器

购买专用商品试剂盒，包括已转印核抗原的 NC 膜条、酶结合物(酶标记的抗人 IgG)、阳性和阴性对照、缓冲液、洗涤液、酶底物溶液和反应槽，加样器，摇床等。

三、操 作 步 骤

按试剂盒使用说明书进行操作，举例如下。

(1) 将膜条置于反应槽中，带黑色标记线(0 线)的一面向上，加入缓冲液将膜条浸湿 5min，弃去缓冲液。

(2) 加入 1ml 已稀释的待测血清，将膜条浸没，置于摇床上室温(18～25℃)摇动 1h。

(3) 弃去血清，每槽加入 2ml 洗涤液，在摇床上摇动洗涤 3 次，每次 5min。

(4) 弃去洗涤液，每槽加入 1ml 工作浓度的酶标记抗人 IgG，置于摇床上室温下摇动 1h。同步骤(3)洗涤。

(5) 每槽加入 1ml 底物溶液，置室温显色 15min 后用蒸馏水洗涤膜条，终止反应。用吸水纸使膜条干燥。

四、结 果 分 析

与试剂盒提供的标准条带比对。

抗 Sm 阳性：相对分子质量为 29 000/28 000、13 500 位置处同时出现显色条带。抗 Sm 抗体和抗 ds-DNA 一样，对系统性红斑狼疮有高度特异性，且不论是否活动期，抗 Sm 均可阳性，可作为系统性红斑狼疮的标志性抗体。但系统性红斑狼疮患者中抗 Sm 阳性者仅占 30%左右(20%～40%)，故抗 Sm 阴性时不能排除系统性红斑狼疮的可能。

抗 U1nRNP 阳性：相对分子质量为 73 000、32 000、17 500 位置处出现显色条带，其中 73 000 和 32 000 出现任意一条带即可。抗 U1nRNP 自身抗体在多种风湿病患者血中均可检出，系统性红斑狼疮患者的阳性率为30%～50%；进行性全身性硬化症(PSS)的患者为25%～30%；皮肌炎为10%～20%；类风湿关节炎(RA)5%～10%，该抗体滴度通常较低。在MCTD患者，高滴度的抗U1nRNP抗体检出率可达100%，这些患者常无其他特异性的自身抗体。因此，高滴度的抗U1nRNP抗体被认为是MCTD的诊断标志。

抗SS-A阳性：相对分子质量为60 000、52 000位置处出现显色条带，其中相对分子质量60 000处条带必须显色。抗SS-A/Ro抗体最常见于干燥综合征(40%～95%的案例)，也见于系统性红斑狼疮(20%～60%)及原发性胆汁性肝硬化(20%)，偶见于慢性活动性肝炎。

抗SS-B阳性：相对分子质量为48 000/47 000、45 000位置处同时出现显色条带。抗SS-B/La抗体几乎仅见于女性患者(男∶女为1∶29)，可出现在干燥综合征(40%～95%)及系统性红斑狼疮(10%～20%)患者。在干燥综合征抗SS-A/Ro抗体和抗SS-B/La抗体几乎总是同时出现；其他风湿病只有少数患者可检测到抗SS-B/La抗体，大部分情况下检测不到。因此抗SS-A和抗SS-B又被认为是干燥综合征的标志性抗体。

抗Scl-70阳性：相对分子质量为86 000、70 000位置处同时出现显色条带，有时在此两带间可见两条较弱的显色条带，它们是相对分子质量100 000蛋白的降解产物。

抗Jo-1阳性：相对分子质量为55 000位置处出现显色条带。抗Scl-70抗体主要见于PSS的弥漫型，是该病的标志性抗体，其阳性率为25%～70%，在重型弥漫型硬皮病患者可高达75%。抗Jo-1抗体的相应抗原只位于细胞质，为组氨酸tRNA合成酶。此抗体的检出率在原发性多肌炎为30%，原发性皮肌炎为25%。超过70%的抗Jo-1抗体阳性患者出现纤维化肺泡炎，部分出现多关节炎。因此抗Jo-1抗体被认为是肺病相关肌炎的标志性抗体。

抗Rib(ribosome，核糖核蛋白体，核糖体)阳性：在相对分子质量为38 000、16 500、15 000位置处出现显色条带。其中相对分子质量38 000蛋白带必须显色。抗Rib抗体主要见于系统性红斑狼疮患者，阳性率为10%～40%，在其他疾病很少出现，可视为系统性红斑狼疮的另一标志性抗体。

本案例中的患者检测结果抗Sm、抗U1nRNP阳性，抗Sm抗体是系统性红斑狼疮的标志抗体，也是诊断系统性红斑狼疮的标准。抗U1nRNP抗体是诊断混合性结缔组织病的诊断标准，在系统性红斑狼疮患者中的检出率为30%～40%。根据患者的表现和其他检测，可诊断为系统性红斑狼疮。

五、注意事项

(1)免疫印迹法的优点是一次可同时检测7种多肽抗体，但由于其作用的靶抗原多经过热变性处理，易使原先存在于分子表面的抗原表位发生改变，致使结果为阴性。因此，相应多肽抗体阴性，并不能排除某种风湿病的存在。

(2)免疫印迹法判定结果时，应将试剂盒提供的标准带0线与反应带的0线对齐再进行比较。

(3)为保证试验的可靠性，每个试剂盒都提供了一个已显色的阳性条带，显示此试剂盒所能检测到的所有条带。

(4)每个膜条都有一个人IgG条带，位于0线附近。实验中此条带显色即表明实验操作正确。

(5)阳性条带与标准带的偏差不应超过1mm，当大于1mm时，则不能再判断为相应的自身抗体。

(6)某些多肽抗体形成的着色条带彼此十分靠近，难以区分。必要时可用特异抗原包被反应板的酶联免疫吸附(enzyme-linked immunosorbeut assay，ELISA)法加以区别。

(7)膜条温育过程中，注意不要使膜条干燥，不要用手接触抗原膜条，要用试剂盒提供的镊子夹取膜；膜条与血清温育后，倾倒反应液或冲洗载片时应注意避免交叉污染。

(8) 阳性区带显色的深浅不能作为判断抗体滴度高低的依据。

实验三　免疫浊度法检测补体

一、实 验 原 理

当抗原(C_3、C_4)与抗体(抗 C_3、抗 C_4)在特殊稀释系统中反应而且比例合适(一般规定抗体过量)时，形成的可溶性免疫复合物在稀释系统中的促聚剂(聚乙二醇等)的作用下，自液相析出，形成微粒，使反应液出现浊度。当抗体浓度固定时，形成的免疫复合物的量随着检样中抗原量的增加而增加，反应液的浊度也随之增加。通过测定反应液的浊度与一系列标准品对照，即可计算出检样中抗原的含量。

二、实验材料、试剂与仪器

免疫比浊仪配套 C_3、C_4 试剂盒，内含有稀释液、缓冲液、抗血清等，按说明书配制；全自动特种蛋白分析仪。

三、操 作 步 骤

(1) 标本处理，3500r/min 离心 10min，分离血清。

(2) 根据操作程序进行样品测定：①输入杯号；②选择所测项目 C3、C4；③存盘；④编程完毕后，将标本放入标本杯中，且放入标本盘中相应位置，将所做项目的试剂放入试剂盘中的相应位置，确认无误后，开始运行特种蛋白分析仪。

四、结 果 分 析

参考值：C_3 0.8～1.55g/L；C_4 0.12～0.36g/L。

在感染性疾病中，急性感染期可见 C_3、C_4 增高。由于补体在肝细胞中合成，所以重症病毒性肝炎、慢性病毒性肝炎，特别是转化为肝硬化后，C_3、C_4 水平均下降，一些自身免疫性疾病如系统性红斑狼疮、类风湿关节炎等由于补体消耗而使 C_3、C_4 含量降低。

本案例中的患者检测结果为补体 C_3 0.4g/L，C_4 0.05g/L，含量较正常值低，符合系统性红斑狼疮患者的表现。

五、注 意 事 项

(1) 试剂盒从冷藏环境中取出时应置于室温环境中平衡。

(2) 试剂瓶盖打开时应注意打破瓶口的液膜，以防液感仪感应错误。

(3) 应维持反应管中抗体蛋白始终过剩。

(4) 血清中若含有脂类应高速离心分离脂质，防止假浊度产生。

【案例结论分析】 抗核抗体结果阳性，怀疑患者为自身免疫性疾病；抗 ds-DNA 结果阳性，可提取核抗原(ENA)检测抗 Sm 阳性，怀疑患者为系统性红斑狼疮；补体 C_3 0.4g/L，C_4 0.05g/L，含量较正常降低，患者有关节病变、脱发、发热、尿蛋白(+)、红细胞沉降率增加等，提示患者病情可能处于活动期。综合以上检测结果，患者符合系统性红斑狼疮的诊断标准，诊断为系统性红斑狼疮。

【案例 2】 患者，男，45 岁，已婚。

主诉：乏力、纳差、厌油腻。

现病史：患者近期出现发热、乏力、纳差、厌油腻、尿黄、眼黄、腹痛而就诊。

既往史：患者于 3 个月前出现乏力，食欲不佳，特别对油腻食物反应明显，有恶心反应。自述小便发黄，大便无异常。10 年前曾患有乙型肝炎，无胃病史，无药物过敏史。

体格检查：T 39℃，P 120 次/分，R 20 次/分，BP 110/80mmHg。中年男性，神志清，精神可，发育正常，自主体位。急性热病容，皮肤、巩膜重度黄染，全身皮肤有少量瘀点。全身浅表淋巴结无肿大。腹肌紧，腹部略有膨隆，见腹壁静脉曲张，肝肋下 2cm，质略硬，有压痛，脾肋下 1cm 处可触及。肝区轻叩痛，移动性浊音(+)。

实验室检查：

血常规：WBC 6×10^9/L，RBC 3.5×10^{12}/L，PLT 38×10^9/L，Hb 100g/L。

肝功能：AST 1100U/L，ALT 840U/L，TBIL 284μmol/L，GGT 220U/L，A/G 0.9。

辅助检查：

B 超：肝表面轮廓不光整，肝实质回声不均匀，增粗，管道结构显示欠清晰。胸片未见异常。

心电图未见异常。

初步诊断：慢性肝炎、肝硬化。

【问题】 为明确诊断，应进一步做哪些实验室检查?

【解析】 患者自述 10 年前曾患有乙肝，近 3 个月出现乏力、发热、厌油腻，查体发现肝、脾均有增大，初步诊断为慢性肝炎、肝硬化。为进一步明确诊断，应该针对上述几种疾病，首先进行乙肝病毒血清学检测和乙肝病毒载量检测，初步判断慢性肝炎的疾病进程。还应该进行甲胎蛋白(AFP)、癌胚抗原(CEA)、癌抗原 199(CA199)等肝脏肿瘤标志物检测和免疫球蛋白、补体检测。针对患者的腹水，可以行腹腔穿刺，抽取的腹水应做常规检查、脱落细胞学检查，如腹水中查到肿瘤细胞，对肝癌诊断有确诊意义。

实验四　时间分辨荧光免疫法检测乙肝表面抗原

一、实 验 原 理

HBsAg 诊断试剂盒(IFMA 法)是双抗体夹心时间分辨免疫荧光分析法，采用单克隆抗-HBs 抗体包被反应板，用铕标记抗-HBs，加入待测样本后，当样本中有 HBsAg 时，会与包被在板上的单克隆抗体结合成抗-HBs-HBsAg，加入铕标志物抗-HBs-DTTA-Eu 后，与已结合在板上的 HBsAg 连接成抗-HBs-HBsAg-抗-HBs-DTTA-Eu 复合物。增强液(β-NTA)将复合物上的 Eu^{3+}解离到溶液中，并与增强液中的有效成分形成强荧光强度的螯合物，其荧光强度与样本中的

HBsAg 浓度成正比。通过测定荧光强度，测定血清样本中的乙肝病毒表面抗原。

二、实验材料、试剂与仪器

(1) IFMA 法测定乙肝病毒表面抗原试剂盒，包含阳性对照、阴性对照、铕标志物、铕标记稀释液、浓缩洗液、增强液、微孔反应板。

(2) 吸头、封片。

(3) 时间分辨免疫荧光分析仪、震荡仪、洗板机。

三、操 作 步 骤

(1) 加样：微量吸管吸取 100μl 阴性对照、阳性对照及待测样本，按既定顺序加入微孔反应条小孔内，在上面加贴封片。

(2) 孵育：将微孔反应条置于室温下，用振荡仪缓慢振摇孵育 1h。

(3) 洗板：小心将微孔反应条上的封片揭下并弃掉，将微孔反应条放入洗板机进行清洗，每孔注入洗涤液 400μl，重复以上洗涤 5 次，最后一次将微孔反应条拍干。

(4) 加标志物：每孔加入 100μl 铕标志物工作液，并加贴封片。

(5) 孵育：同步骤(2)。

(6) 洗板：同步骤(3)。

(7) 加增强液：每孔中加入增强液 100μl，并加贴封片。注：加样过程中避免碰到小孔边缘或其中的试剂，尽量避免污染。

(8) 检测：微孔反应条在室温下，用振荡仪轻摇 5min，在半小时内上机完成测定。

四、结 果 分 析

(1) 公式计算：CUTOFF=COUNTS(阴性对照)×2.1，如果被测样本的荧光计数值(COUNTS)与 CUTOFF 比值≥1.0，判断为阳性，否则为阴性。

(2) 如果阴性对照的 COUNTS 值低于 1800 就按 1800 计算；如果阴性对照的 COUNTS 值高于 1800，按实际计数值计算。

(3) 报告范围：0～0.500ng/ml，超过此范围的结果为阳性。

乙肝病毒标志物的变化是评估 HBV 感染后病情转归的重要依据，也是抗病毒治疗的疗效考核指标之一。通过检测发现，ELISA 易出现假阴性的项目，都能通过时间分辨免疫荧光分析方法进行纠正。目前转铁蛋白(TRF)主要用于激素的检测。随着仪器及试剂的国产化、检测费用的降低，TRF 因其突出的高敏感性、特异性强、无放射污染等特点，在检测中有着广泛的应用前景。

本案例中，乙肝五项检测结果为 HBsAg(+)，HBsAb(–)，HBeAg(–)，HBeAb(+)，HBcAb(+)，说明该患者是慢性乙肝携带者，与既往史相符。

五、注 意 事 项

(1) 对实验环境要求严格，决定实验的成功率。

(2) 用前应将试剂盒各组分在室温中平衡后再开封启用，即开即用。

(3) 吸取增强液和铕标记物时，务必使用干净的吸头，避免污染。

(4) 配制销标志物时，先加稀释液，避免将稀释液倒入原液中。

实验五　电化学发光法检测 AFP

一、实 验 原 理

采用双抗体夹心法：标本、生物素化的抗 AFP 单克隆抗体和钌 (Ru) 标记的抗 AFP 单克隆抗体形成夹心复合物。加入链霉亲和素包被的微粒，让上述形成的复合物通过生物素与链霉亲和素间的反应结合到微粒上。反应混合液吸到测量池中，微粒通过磁铁吸附到电极上，未结合的物质被清洗液洗去，电极加电压后产生化学发光，通过光电倍增管进行测定。

二、实验材料、试剂与仪器

(1) AFP 诊断试剂盒，包含 M：链霉亲和素包被的微粒、生物素化的抗 AFP 单克隆抗体、Ru (bpy) 32^{+}标记的抗 AFP 单克隆抗体。

(2) 受检者空腹血清或血浆。

(3) Roche cobase 601 化学发光仪。

三、操 作 步 骤

(1) 血清应经过正确前处理，目视无凝块和气泡，有足够的量盛置于罗氏推荐的标准样品管中。

(2) 将待测样本放在样本盘 (盘式，末位后加放终止管) 或样本架上。

(3) 进入 Workplace＞Test Selection，输入样本盘号/架号、位置号、样本号，选择检测项目，点击"Save"保存命令。

(4) 重复步骤 (2) 输入所有样本检测命令。

(5) 点击"Start"按钮，在弹出窗口将 Host Communication 设置为 ON，再次点击"Start"按钮，仪器初始化，开始检测。

四、结 果 分 析

参考范围：0～10ng/ml。

AFP 来源于卵黄囊、未分化肝细胞和胎儿胃肠道。70%～95%的原发性肝癌患者 AFP 升高，越是晚期，AFP 含量越高。但尚未发现 AFP 含量与肿瘤大小、恶性程度等有关系。AFP 含量显著升高一般提示原发性肝细胞癌。在转移性肝癌中，AFP 一般低于 350～400U/ml。AFP 中度升高也常见于酒精性肝硬化、急性肝炎及 HBsAg 携带者。不推荐将 AFP 用于普通人群的癌症筛查。孕妇血清或羊水 AFP 升高提示胎儿脊柱裂、无脑症、食管 atresia 或多胎；AFP 降低 (结合孕妇年龄) 提示未出生的婴儿有 Down's 综合征的危险性。

本案例中，AFP 结果为 8ng/ml，属于正常参考范围，但不能排除肝脏疾病的可能，应结合其他检查综合判断。

五、注 意 事 项

(1) 标本离心要彻底，不能反复冻融。细菌污染、严重溶血或严重脂血标本不能做测定。

(2)仪器必须严格按保养和维护进行。只有人源样品可用于检测。

(3)所有质控水平必须控制在 2*s* 范围内。检测值应落在确定的范围内，如出现质控值落在范围以外，应采取校正措施。

(4)所有废品应进行相应的处理后装在专用塑料袋中，丢弃在指定地点。

实验六　酶联免疫吸附(ELISA)法检测 CA199

一、实 验 原 理

采用双抗体夹心 ELISA 法。用抗人 CA199 抗体包被于酶标板，实验时标本中或标准品中的 CA199 会与包被抗体结合，游离的成分被洗去。依次加入生物素化的抗人 CA199 抗体和辣根过氧化物标记的亲和素，抗人 CA199 抗体与结合在包被抗体上的人 CA199 结合、生物素与亲和素特异性结合而形成免疫复合物，游离的成分被洗去。加入显色底物(TMB)，TMB 在辣根过氧化物酶的催化下呈现蓝色，加终止液后变黄。用酶标仪在 450nm 波长处测 OD 值，CA199 浓度与 OD 值之间成正比，通过绘制标准曲线求出标本中 CA199 的浓度。

二、实验材料、试剂与仪器

CA199 酶联免疫诊断试剂盒；微量加样器、酶标测定仪、恒温箱、吸水纸、高精度移液器。

三、操 作 步 骤

(1)从冰箱中取出试剂盒，平衡至室温。

(2)按照说明书用双蒸水稀释浓缩的洗涤液。

(3)标准品：将 1ml 样品稀释液加入至冻干标准品中，静置 10min，待其充分溶解后，轻轻混匀(浓度为 200U/ml)，按照需要进行倍比稀释，建议浓度为 200U/ml、100U/ml、50U/ml、25U/ml、12.5U/ml、6.25U/ml、3.13U/ml、0U/ml，样品稀释液直接作为空白孔 0U/ml。

(4)生物素化抗体工作液：使用前 15min 按照实验需求，以生物素化抗体稀释液稀释浓缩生物素化抗体(1∶100)成工作浓度。

(5)酶结合物工作液：使用前 15min 按照实验需求，以酶结合物稀释液稀释浓缩辣根过氧化物酶结合物(1∶100)成工作浓度。

(6)加样：分别设空白孔、标准孔、待测样品孔，空白孔加样品稀释液 100μl，余孔分别加标准品或待测样品 100μl，注意不要有气泡，加样时尽量不要触及孔壁，轻轻晃动混匀。封板膜封板后 37℃温育 90min。

(7)小心揭开封板膜，扣去孔中液体，不要洗涤，每孔加入生物素化抗体工作液 100μl(使用前 15min 内配置)，封板膜封板后 37℃温育 60min。

(8)弃去孔内液体，甩干，洗涤 3 次，每次浸泡 1～2min，并在吸水纸上拍干。

(9)每孔加酶结合物工作液 100μl(使用前 15min 内配置)，封板膜封板后 37℃温育 30min。

(10)弃去孔内液体，甩干，洗涤 5 次，方法同步骤(8)。

(11)每孔加底物溶液(TMB) 100μl，覆膜 37℃避光温育 15min。

(12)每孔加终止液 50μl，终止反应(此时蓝色立转黄色)。

(13)立即用酶标仪在450nm波长测各孔的光密度(OD值)。

四、结果分析

1. 判断结果

(1)每个标准品的OD值减去空白孔的OD值后作图，如设置复孔，应取平均值。以标准品的浓度为横坐标，OD值为纵坐标，绘制标准曲线。

(2)若标本OD值高于标准曲线上限，应适当稀释后重测，计算浓度时乘以稀释倍数。

2. 灵敏度　最小可测1.88U/ml。

3. 检测范围　3.13～200U/ml。

五、注意事项

(1)血浆和血清可同等应用，血浆除含有纤维蛋白原和抗凝剂外，其他成分同血清。

(2)血清标本应避免溶血，红细胞溶解会释放出具有过氧化物酶活性的物质，以辣根过氧化物为标记的ELISA测定中，可能会增加非特异性显色。

(3)加样应加在板孔的底部，避免产生气泡并迅速完成。

(4)洗涤必须彻底，防止产生假阳性。加洗涤液时要小心，勿使洗涤液溢出，流入周围孔中，造成交叉污染。洗涤后应尽量甩干孔内残液。

(5)取出试剂盒务必要平衡至室温，温浴的时间要严格控制。

【案例结论分析】　该患者乙肝五项检测结果为HBsAg(+)，HBsAb(−)，HBeAg(−)，HBeAb(+)，HBcAb(+)，乙肝病毒载量结果HBV-DNA：1×10^5copies/ml，符合有“乙型病毒性肝炎”病史10年。肝病面容，皮肤、黏膜、巩膜黄染，腹壁静脉曲张，符合门静脉高压表现，根据实验室检测AST 1100U/L、ALT 840U/L、TBIL 284μmol/L、GGT 220U/L、A/G 0.9，可初步诊断为肝硬化。本病可与肝癌相鉴别，该患者肝区无明显疼痛，无消瘦等恶病质改变；B超显示未见大小不一的结节；实验室检测中AFP、CEA、CA199均在正常范围内，腹水细胞学检测未查到癌细胞，暂不支持肝癌诊断。

【案例3】　患者，男，28岁，未婚。

主诉：因低热伴咳嗽一个半月来诊。

现病史：患者于一个半月前夜晚着凉后出现低热，体温不超过38℃，尤以下午发热明显，咳少量白色黏痰，在当地诊所诊断为病毒性感冒，服用各类感冒药和止咳药，无明显好转，并且精力逐渐匮乏，工作力不从心，有时伴夜间盗汗。自述病后进食和睡眠稍差，体重稍有下降，二便正常。

既往史：既往体健，无结核和支气管、肺疾患史，无药物过敏史。不吸烟，有肺结核接触史。

体格检查：T 37.8℃，P 86次/分，R 20次/分，BP 120/80mmHg。青年男性，神志清，精神可，发育正常，自主体位。一般情况无明显异常，无皮疹，浅表淋巴结无肿大，巩膜无黄染，气管居中。左上肺叩诊稍浊，语颤稍增强，可闻及支气管肺泡呼吸音和少量湿啰音，心腹检查未见异常。

实验室检查：

血常规：WBC 9×10^9/L，N 0.68，L 0.32，RBC 6×10^{12}/L，PLT 138×10^9/L，Hb 130g/L。

红细胞沉降率 40mm/h。

尿常规(–)，粪便常规(–)，PPD 试验强阳性。

辅助检查：X 线胸片可见左上肺有边缘模糊的片状、絮状阴影。

初步诊断：肺结核。

【问题】 为明确诊断，应进一步做哪些实验室检查？

【解析】 根据患者病史中有低热、咳嗽、咳少量白色黏痰、乏力、有时伴盗汗等结核中毒症状，有结核病接触史；左上肺叩诊稍浊，语颤稍增强，可闻及支气管肺泡呼吸音和湿啰音。实验室检测，红细胞沉降率增快，PPD 试验强阳性，可初步诊断为左上叶肺结核。为明确诊断可进行痰液中结核杆菌检测、血液中结核抗体检测及结核分枝杆菌感染特异性 T 细胞检测(T-SPOT.TB)，判断疾病的进程。

实验七　胶体金法检测结核分枝杆菌抗体

一、实 验 原 理

利用斑点免疫胶体金渗滤技术(DIGFA)，将结核分枝杆菌特异性膜蛋白抗原分离纯化，点样并固化在硝酸纤维素膜上，膜上 TB 抗原捕获人血清样品中结核分枝杆菌抗体，被捕获的结核 IgG 抗体可用葡萄球菌 A 蛋白(SPA)胶体金缀合物标记呈色(SPA 能与 IgG 特异性结合)，形成红色斑点，根据是否出现红色斑点即可判断阴、阳性结果，从而判断是否存在结核分枝杆菌抗体。

二、实验材料、试剂与仪器

1. 样本要求　必须使用新鲜血清标本。血清标本必须用玻璃棒剥离纤维蛋白，保证血清无浑浊沉淀，以免导致反应膜孔阻塞。特殊情况下，因标本无法及时检测，应放置于–20℃以下保存，临用前融解，离心去除沉淀进行测定。

2. 试剂主要组成成分(表 3-1)

表3-1

组分名称	主要活性成分浓度	数量
反应板	TB 抗原，包被浓度 50～300μg/ml	20 人份
封闭液	20%山羊血清、pH 7.4 PBS	1×4.0ml
洗涤液	0.1%吐温、pH 7.4 PBS	2×7.0ml
金标液	SPA 胶体金缀合物	1×3.0ml
阴性对照	20%山羊血清、pH 7.4PBS	1×0.1ml
阳性对照	兔抗结核分枝杆菌抗体阳性血清	1×0.1ml

三、操 作 步 骤

(1)在反应板的反应孔中间，加入 2 滴封闭液，等待薄膜吸收。

(2)取 40μl 新鲜的血清标本，加入反应孔中间，等待薄膜吸收。

(3) 在反应孔中间加入 6 滴洗涤液，等待薄膜吸收。

(4) 在反应孔中间加入 2 滴金标液，等待薄膜吸收。

(5) 在反应孔中间加入 6 滴洗涤液，等待薄膜吸收，目测结果。

四、结果分析

1. 阳性(+) 质控点显示红色，反应孔中间有红色斑点出现，提示曾感染结核分枝杆菌。

2. 阴性(–) 质控点显示红色，反应孔中间无红色斑点出现或仅为痕迹，表明未感染过结核分枝杆菌。

五、注意事项

(1) 仅用于体外诊断，在效期内使用，不同批号试剂盒中的试剂组分请勿混用。

(2) 必须以单人份操作，严禁多标本同时检测，每个标本的操作步骤需要连续进行，不宜停顿过长。

(3) 质控点显示红色表明试剂盒有效；阴、阳性对照也是确保定性结果可靠的一个环节，但临床阳性标本显色深浅可以与阳性对照不同。

(4) 血清，包括健康人的血清属潜在生物危害物质，操作者应戴手套，测试后凡接触血清的物品应消毒后再丢弃。

(5) 各滴瓶溶液，使用后应立即旋紧瓶盖，尽量避免与外界空气接触，以保证溶液免受污染，影响检测质量。

本案例中，血液中结核抗体检测阳性。抗结核抗体只是血清学检查的一个参考指标，临床中不能通过抗结核抗体的阳性结果判断是否得了肺结核，只要感染过结核菌这项检查就可能是阳性的，但是感染结核菌不等于发病，或是陈旧性结核既往感染过也可能是阳性。可结合胸片、痰结核菌等检查判断。

实验八 酶联免疫斑点(ELISPOT)检测

一、实验原理

结核感染的免疫应答反应以细胞免疫为主，作为免疫应答的一部分，T 细胞受结核抗原刺激致敏，形成活化的效应 T 细胞，包括 CD4 和 CD8，从全血中单独被分离出来，在体外受特异抗原刺激并被记数。从结核分枝杆菌复合群(人型、牛型、非洲型)中选择有用的抗原，降低与 BCG(卡介苗)和环境分枝杆菌的交叉反应，提高特异性。两个单独的抗原模仿 ESAT-6 和 CFP10，联合应用可提高检测灵敏度。

T-SPOT.TB 是一种更简单的酶联免疫斑点(ELISPOT)检测方法。ELISPOT 检测是高灵敏度的，在细胞分泌的细胞因子扩散稀释前，其能够立即捕获细胞周围所分泌的细胞因子。这使得 ELISPOT 检测更加灵敏，超过传统的 ELISA 实验。T-SPOT.TB 被设计出来用于检测结核特异抗原刺激活化的效应 T 细胞。T-SPOT.TB 记数每个活化的结核特异效应 T 细胞。

外周血单个核细胞(PBMCs)从全血样本中被分离，通过洗涤排除本底干扰因素。记数 PBMCs，保证有标准的细胞数量用于检测。这可以保证因为免疫系统削弱(免疫力低下和免疫抑制）而导致 T 细胞浓度低的样本也有足够的细胞数加入反应孔检测。与 ELISPOT 技术一样的洗涤和计数过程，提高了检测结核病和结核感染的性能。

抗原和 PBMCs 一起孵育，刺激所有的致敏 T 细胞。分泌的细胞因子被预包被在反应孔膜上的特异抗体捕获，然后细胞和其他不必要的物质通过洗涤被去除。标记二抗，碱性磷酸酶配对与细胞因子上不同的抗原决定簇结合，在反应孔膜上捕获细胞因子。通过洗涤去除任何未标记的抗体。可溶的底物溶液加入到每个检测孔中，在反应部位被酶分解形成不溶性色素沉淀斑点。每一个斑点代表一个分泌细胞因子的 T 细胞，计数斑点数量可以获得外周血中结核致敏的 T 细胞数量。

二、操 作 步 骤

1. 样本 无菌注射器抽取足量的外周静脉血，加至含有肝素或枸橼酸钠抗凝剂的采血管中；或使用肝素或枸橼酸钠抗凝的真空采血管直接进行采集；或使用 BD 公司的 CPT 真空采集管，采集外周静脉血；不推荐 EDTA 抗凝管。样本采集后应尽快进行 PBMCs 的分离，室温保存时间不应超过 4h，不得冷藏或冷冻。免疫力正常的患者，根据以下标准从静脉血样本中获得足够数量的 PBMCs 用于实验：

成年人或 10 岁以上儿童：8ml 静脉血。

2～9 岁儿童：4ml 静脉血。

2 岁以下儿童：2ml 静脉血。

（1）PBMCs 的分离：用 RPMI 1640 培养液等体积混匀。按体积比 2∶1～3∶1 小心地加在 Ficoll 淋巴细胞分离液上层，室温（18～25℃），1000g，离心 22min。用吸液管吸取白色、云雾状 PBMCs 层并转移至 15ml 尖底离心管中。加入细胞培养液至 10ml。600g 离心 7min。弃去上清液用 1ml 培养液重悬沉淀。加培养液至 10ml，350g 离心 7min。弃去上清液加 0.7ml 培养液重悬沉淀。孵育过夜。

（2）PBMCs 的收集与计数：T-SPOT. TB 实验要求每个检测孔含有 25 万个细胞。每个样本检测需要 4 个孔。每个检测孔都必须加入足够的细胞。可采用人工或计数仪准确计数。

2. 操作方法

（1）从包装袋中取出培养板条，嵌入培养板架内恢复至室温。其余板条与干燥剂一起放回铝箔袋中。

（2）每个样本需要用到 4 个检测孔：

1）加入 50μl 细胞培养液至每个空白对照孔内。

2）加入 50μl 抗原 A 溶液至每个必要的检测孔内。

3）加入 50μl 抗原 B 溶液至每个必要的检测孔内。

4）加入 50μl 阳性质控至每个细胞功能控制孔内。

注：不允许移液管枪头触碰反应孔底部的膜。枪头造成的压痕会导致孔内出现假象斑点。轻叩培养板使得试剂覆盖反应孔底部。

（3）每个患者样本使用 4 个检测孔，每个检测孔加入 100μl 细胞终溶液（含有 25 万个活细胞）。每吸取 100μl 细胞终溶液前都必须保证彻底混匀，避免交叉污染。

（4）在 37℃，保持湿润的含有 5%的 CO_2 培养箱中孵育 16～20h。

（5）斑点记数：在培养板的洗涤和斑点形成阶段，不要让移液枪枪头或洗板仪枪头触碰反应孔底部的膜。移液枪枪头或洗板仪枪头产生的凹痕会导致斑点假象，影响斑点记数。

（6）从培养箱中取出培养板弃去细胞培养液。同时从试剂盒取出底物显色溶液恢复至室温。

(7)每个反应孔加入200μl PBS缓冲液。
(8)弃去PBS缓冲液。用新鲜的PBS缓冲液重复洗涤至少3遍。
(9)最后一遍洗涤结束后，弃去PBS缓冲液并在吸水纸上拍干反应孔。
(10)用PBS缓冲液200倍稀释浓缩标记抗体试剂。
(11)每个反应孔加入50μl标记抗体工作液，2～8℃孵育1h。
(12)弃去标记抗体工作液，按上述的步骤(2)和(2)1)洗涤。
(13)每个反应孔加入50μl底物显色溶液室温孵育7min。
(14)用蒸馏水或去离子水彻底洗涤培养板终止反应。
(15)在通风处室温过夜或37℃温箱干燥培养板干燥4h。
(16)记数每个反应孔内深蓝色清晰的斑点。

三、结果分析

根据抗原A和(或)抗原B孔的反应判断结果：
检测结果为“有反应性”，“有反应性”结果表明样本中存在针对结核杆菌特异的效应T细胞。
参照以下标准：
空白对照孔斑点数为0～5个时且(抗原A或抗原B孔的斑点数)-(空白对照孔斑点数)≥6；
空白对照孔斑点数为6～10个时且(抗原A或抗原B孔的斑点数)≥2×(空白对照孔斑点数)；
如果上述标准不符合且阳性质控对照孔正常时检测结果为“无反应性”，“无反应性”结果表明样本中可能不存在针对结核杆菌特异的效应T细胞。
本案例中，空白对照孔斑点数2个，抗原A斑点数35个，根据结果判断为有反应性。根据患者的结核中毒症状，可考虑活动性结核病的诊断。

四、注意事项

(1)使用前仔细阅读说明书，不同试剂盒批号的试剂不能混用。
(2)未开瓶试剂盒保存在2～8℃环境下，在试剂盒标签上的有效期内使用，开瓶有效期为8周。
(3)注意无菌操作，避免试剂、检测孔、细胞悬液和细胞培养液的污染。
(4)不同的分离和洗涤技术、培养时间和(或)温度将会影响实际的操作结果，应当避免。
(5)室温保存和运输血液样本(18～25℃)，不能冷冻或冷藏，从采集到检测不超过4h。
(6)当操作人源性样本时应当注意，所有血液样本都有潜在的传染性。

【案例结论分析】 本例患者痰液中检测到结核分枝杆菌，血液中结核抗体检测阳性，结核分枝杆菌感染特异性T细胞检测(T-SPOT.TB)有反应性，结合患者病史中低热、咳嗽、咳少量白色黏痰、乏力、有时伴盗汗等结核中毒症状，X线胸片显示左上肺有边缘模糊的片状、絮状阴影，符合诊断左上肺肺结核活动期。

(宋　伟　彭效祥)

第四章　临床微生物学检验案例分析

【案例 1】　患者，女，33 岁，已婚。

主诉：尿频、尿急伴腰痛 3 天。

现病史：患者于 3 天前无明显原因及诱因出现尿频、尿急、尿痛伴腰部酸痛感，自觉发热、寒战，测体温最高可达 39℃，无咳嗽、咳痰，无恶心、呕吐，无腹痛、腹泻，无双下肢水肿等表现，未行药物治疗，后自觉上述症状逐渐加重，并出现恶心、呕吐等不适。为求进一步诊治，于急诊科就诊。患者饮食睡眠好，大便正常，患者多汗，血糖正常，无心慌，怕热，无眼球突出，无多饮、多食，体重未见明显下降。

既往史：4 个月前行剖宫产手术，有“头孢类药物”过敏史。

个人史：无传染病史，无慢性病史，无重大外伤及手术史，无输血史。

月经及婚育史：结婚 2 年，配偶健康，月经正常。

家族史：无遗传病史。

体格检查：T 37.9℃，P 100 次/分，R 19 次/分，BP 114/74mmHg。双肺呼吸音清，未闻及干湿性啰音。腹平软，全腹无压痛及反跳痛。双侧肾区轻微叩痛，移动性浊音(–)。

实验室检查：

血常规：Hb 136g/L，RBC 3.7×10^{12}/L，MCV 88 fl，MCH 29 pg，MCHC 342g/L，HCT 42%，RDW 12.3%，PLT 142×10^{9}/L，MPV 10.3 fl，PDW 16.5%，WBC 11.01×10^{9}/L，N 0.738，L 0.217，M 0.03，E 0.006，B 0.009。

尿常规：pH 6.5，SG 1.014，URO(–)，PRO(–)，GLU(–)，BIL(–)，KET(–)，WBC(++)，隐血(+)。

初步诊断：尿路感染。

【问题】　为进一步明确上述案例患者感染病原体的种类，应首选哪些实验室检查？

【解析】　患者有尿频，尿急多热等症状，白细胞数量增加，尿常规白细胞增加，隐血阳性，故凝为尿路感染。尿路感染又称泌尿系统感染，是病原体感染泌尿道黏膜或组织引起的炎症反应，通常伴随有菌尿和脓尿，95%以上由单一细菌引起，大部分病原菌是大肠杆菌，还包括变形杆菌、肺炎克雷伯菌、铜绿假单胞菌、粪链球菌等。为进一步明确感染病原体的种类应首选尿液细菌定量培养，对检出的细菌进行鉴定及药物敏感性实验。

患者在治疗过程中出现多汗症状疑为产后自主神经功能紊乱，也有可能与甲状腺相关疾病有关，为进一步诊断，应进行甲状腺功能检查，包括时间分辨免疫荧光分析法测定甲状腺素(thyroxine，T_4)，放射免疫法测定游离甲状腺素(free thyroxine，FT_4)、三碘甲状腺原氨酸(triiodothyronine，T_3)、游离三碘甲状腺原氨酸(free triiodothyronine，FT_3)，以及 ELISA 测定促甲状腺激素(thyroid-stimulatinghormone，TSH)。

实验一　尿液标本的细菌定量培养

一、实验原理

尿液标本的细菌定量培养是指对尿液里的细菌进行培养并定量。正常尿液应是无菌的，但是由于人体的泌尿生殖道表面存在各种定植菌群，故正常尿液的细菌培养也有可能呈阳性，无临床意义。因此做尿培养前应清洗和消毒外尿道，无菌留取尿液。为排除外界细菌干扰，准确地检测尿液是否存在细菌及其类型，必须进行定量培养。如果尿培养结果呈阳性并超出参考范围，再按照结果进行进一步检查和治疗。

二、实验材料、试剂与仪器

绵羊血琼脂平板、巧克力琼脂平板、无菌尿杯、无菌注射器、无菌移液器、10μl 无菌定量接种环、CO_2 培养箱、厌氧培养箱等。

三、操作步骤

(一)尿液标本采集

选择在抗菌药物应用之前采集尿液，注意避免消毒剂污染标本。通常应收集晨起第一次尿液送检，以确保尿液在膀胱内停留 4h 以上。疑似沙门菌感染、钩端螺旋体感染时，一般在发病 2 周采集尿液标本培养。

1. 采集方法

(1) 清洁中段尿：最好留取早晨清洁中段尿标本，嘱患者睡前少饮水，清晨起床后用清水清洗会阴部，开始排尿，将 10～20ml 中段尿直接排入专用的无菌容器中，立即送检，2h 内接种。该方法简单易行，是最常用的尿培养标本收集方法，但很容易受会阴部细菌污染，应在医务人员指导下由患者正确留取。

(2) 耻骨上膀胱穿刺：在膀胱充盈的情况下，先用碘酊或乙醇做局部消毒，然后使用无菌注射器穿刺抽取尿液，进行细菌的分离培养，是评估膀胱内细菌感染的“金标准”，但有一定痛苦，患者难以接受。耻骨上膀胱穿刺主要用于厌氧菌培养或留取标本困难的婴儿尿标本的采集。

(3) 直接导尿：按常规方法对会阴部进行消毒，将导尿管经尿道插入膀胱，直接获取膀胱尿液，可减少尿液标本的污染，准确反应膀胱感染的情况。但有可能将下尿道细菌引入膀胱，导致继发感染，一般不提倡使用。

(4) 留置导尿管收集尿液：利用留置导尿管收集尿液时，应先消毒导尿管外部，按无菌操作方法用注射器穿刺导尿管吸取尿液，操作时应防止混入消毒剂，注意不能从尿液收集袋中采集尿液。

(5) 小儿收集包：对于无控制能力的小儿可应用收集包收集尿液，由于这种装置很难避免会阴部菌群污染而产生假阳性，所以只有在检验结果为阴性时才有意义。如果检验结果为阳性，应结合临床进行分析，必要时可使用耻骨上膀胱穿刺或导尿法留取尿液进行复查。

(6)集尿法：检查抗酸杆菌时，留取24h尿液于洁净容器内，取其沉渣10ml送检。

2. 标本运送 标本采集后应及时送检与接种，室温下保存时间不得超过2h(夏季保存时间应适当缩短或冷藏保存)，4℃冷藏保存不得超过8h，但应注意冷藏保存的标本不能用于淋病奈瑟菌的培养。

(二)尿液标本的接种与培养

1. 接种 用无菌移液器或10μl定量接种环取10μl尿液，接种于血平板。尿液标本的接种采用连续划线分离法，划线时的起始点在平板的1/5处，边缘留有5mm的空白，以防污染的细菌被划线进入分离区，接种环灭菌、取标本后连续不断地呈密集的“Z”形划线直至划满平板。

2. 培养 将标本接种于血平板，然后放置于35～37℃培养箱内，孵育18～24h，满足需氧菌和兼性厌氧菌的生长需要。

四、结果分析

计数平板上的菌落数，将菌落数乘以10^2，即为每毫升尿液中所含有的细菌数(CFU/ml)。如菌落生长过多无法精确计数时，则报告＞10^5CFU/ml。

膀胱中的尿液经尿道排出体外时可受到下尿道中正常菌群的污染而出现细菌。因此对不同方法获取的尿液标本培养结果需正确评价，才能有效指导临床合理治疗。一般认为，清洁中段尿中单种细菌菌落数＞10^5CFU/ml可能为感染。

阴性结果报告阴性。阳性结果须报告菌落数：结果＜10^3CFU/ml，一般按正常标本处理；＜10^4CFU/ml可能为污染；10^3～10^4CFU/ml需要根据具体情况进行评估；如果结果为10^4～10^5CFU/ml，可疑感染，重新留标本检验，或过几天重复检查；如果＞10^5CFU/ml，确诊为尿路感染患者，需要进一步进行鉴定和药物敏感性试验。

如果尿培养同时有3种或以上细菌生长，则视为污染，建议重新留尿送检。

本案例尿液培养菌落数为5×10^5CFU/ml，确定为尿路感染，需要进行菌种鉴定和药物敏感性试验。

泌尿系统感染包括膀胱炎、急慢性肾盂肾炎等。尿培养对于泌尿系统感染的诊断具有重要价值。外尿道寄生有正常菌群，极易污染无菌的正常尿液，因此尿液标本的采集必须无菌操作，并且尿液培养需要使用计数培养才能判断是否为致病菌。尿液培养菌落计数只有超过10^5CFU/ml，才能确诊为尿路感染。尿路感染可能由多种革兰阴性杆菌、革兰阳性球菌、真菌或支原体引起，如果需要对用药做出进一步确定就需要进行细菌鉴定和药物敏感性试验。

五、注意事项

(1)尿液标本不可进行肉汤增菌培养。

(2)中段尿不可用于厌氧培养。

(3)收集尿液要避免手、容器及其他设备的污染。

(4)菌落计数与抗生素、利尿剂的使用，输液，尿液pH，以及细菌种类有关。

实验二　尿液标本的细菌学鉴定与药物敏感性试验

一、实 验 原 理

尿液标本中的常见病原体包括多种革兰阳性细菌和革兰阴性细菌，以及其他支原体、衣原体及真菌。为进一步诊断和治疗，选择合适的抗菌药物，需要对培养结果确诊为尿路感染者进行进一步的细菌染色和生化鉴定，并根据鉴定结果选择合适的抗菌药物进行药物敏感性实验。

纸片扩散法(K-B 法)是将含有定量抗菌药物的纸片贴在已接种测试菌的琼脂平板上，纸片中所含的药物吸收琼脂中的水分溶解后不断向纸片周围扩散形成递减的梯度浓度，在纸片周围抑菌浓度范围内测试菌的生长被抑制，从而形成无菌生长的透明圈及抑菌圈。抑菌圈的大小反映测试菌对测定药物的敏感程度，并与该药对测试菌的 MIC 呈负相关。

二、实验材料、试剂与仪器

革兰染液：结晶紫液、卢戈碘液、95%乙醇、番红溶液。

药敏纸片、M-H 琼脂培养基。

自动微生物鉴定系统，微生物鉴定测试卡。

载玻片、接种环、无菌生理盐水、0.5 麦氏比浊管、比浊仪、无菌棉签、刻度尺、记号笔、镊子等。

三、操 作 步 骤

(一)细菌的鉴定

1. 涂片制备

(1)涂片：从平板上挑取菌落，滴加一小滴生理盐水于洁净载玻片上，然后将菌落轻轻涂布散开，涂片时动作要轻柔，动作过大的操作会改变细菌的排列形式。

(2)干燥：制备好的玻片应在室温自然干燥。

(3)固定：在乙醇火焰上快速通过 3 次加热固定(温度不宜过高)。

2. 革兰染色

(1)初染：第一液初染剂(结晶紫)染色 1min，水洗。

(2)媒染：第二液媒染剂(碘液)染色 1min，水洗。

(3)脱色：第三液脱色剂(95%乙醇)脱色约 30 s，水洗。

(4)复染：第四液复染剂(稀释苯酸复红或沙黄)染色 30 s，水洗，自然干燥。

(5)油镜观察。

3. 微生物自动化鉴定

(1)配置菌悬液：按照不同测试卡的要求配制不同浓度的纯菌悬液。

(2)接种：按照不同测试卡的要求加入菌悬液。

(3)孵育、读数：将测试卡置于孵育箱/读数器。

(4) 打印结果：自动微生物鉴定系统自动打印结果。

(二) 抗菌药物敏感性试验——纸片扩散法

(1) 菌悬液配制：挑取孵育 16～24h 的血平板上 4～5 个菌落置于无菌生理盐水中，校正其浊度为 0.5 麦氏标准。

(2) 将无菌棉签浸入细菌悬液中，并将拭子在试管壁上轻轻挤压过多的菌液。棉签在三个方向涂抹琼脂表面（每次转 60°）使菌液均匀分布，最后沿平板内缘涂抹一周。

(3) 根据初步鉴定的菌株挑选相应的抗菌纸片。用无菌镊子将抗菌纸片贴于 MH 琼脂的表面，一旦纸片贴上，不能移动；各抗菌纸片中心距离应＞24mm，纸片距平板的边缘＞15mm。

(4) 经过 35℃孵育 16～24h 后，量取抑菌圈直径。

四、结 果 分 析

油镜下观察，革兰阳性菌呈紫色，革兰阴性菌呈红色，并可观察细菌形态。将抑菌圈数值与临床实验室标准化协会（CLSI）规定进行比较，报告敏感、中介或耐药。

本案例细菌鉴定结果为大肠杆菌；药物敏感性试验结果为氨苄西林、氨苄西林/舒巴坦、氨曲南、环丙沙星、头孢曲松、头孢唑林、头孢吡肟、庆大霉素、亚胺培南、左氧氟沙星、头孢他啶、妥布霉素、哌拉西林/他唑巴坦均敏感，复方新诺明耐药，超广谱 β-内酰胺酶（extended-spectrum β-lactamases，ESBL）阴性。

尿路感染的常见致病菌有革兰阳性球菌（葡萄球菌、肠球菌等）及革兰阴性杆菌（大肠杆菌、变形杆菌、肺炎克雷伯菌、铜绿假单胞菌、鲍曼不动杆菌等），也可见结核分枝杆菌。女性阴道内 pH 偏酸，寄生菌多为乳酸杆菌等条件致病菌，因此应排除此类革兰阳性细菌的污染。

本案例细菌鉴定为大肠杆菌，是尿路感染最常见的细菌。根据药物敏感性试验结果，可以选择氨苄西林、氨曲南、环丙沙星、头孢曲松、头孢唑林、头孢吡肟、庆大霉素、亚胺培南、左氧氟沙星、头孢他啶、妥布霉素等药物进行治疗。

五、注 意 事 项

(1) 革兰染色结果常受到操作者技术的影响，尤其是脱色容易过度，使阳性菌染成阴性，应用已知标准菌株金黄色葡萄球菌和大肠杆菌作为阳性对照和阴性对照。染色的关键在于涂片和脱色，涂片不宜太厚，固定不宜过热，脱色不宜过度。

(2) 防止染液蒸发而改变浓度影响其染色效果。

(3) 细菌的菌龄对染色结果也有影响，一般培养时间在 18～24h。

(4) 个别菌培养温度、时间及条件应按照 CLSI 规定。平板在培养时最好单独摆放，不应数个叠在一起，否则影响温度的均衡从而影响结果判断。

(5) 革兰阳性细菌、革兰阴性细菌及真菌等所使用的测试卡和药敏纸片均有不同，选择时需注意。

【案例结论分析】 根据尿频、尿急、尿痛、白细胞总数和中性粒细胞增高、隐血、白细胞尿的结果，怀疑患者为急性肾盂肾炎、慢性肾盂肾炎或尿道综合征。但患者发热、寒战、腰部酸痛、肾区轻微叩痛，无长期或反复发作的尿路感染病史，无腹痛，且尿道综合征多见于中老年妇女。综合以上检测结果，患者符合急性肾盂肾炎疾病的诊断标准，诊断为急性肾盂肾炎。

本案例尿液培养菌落数为 5×10^5CFU/ml，细菌鉴定结果为大肠杆菌；药物敏感性试验结果为氨苄西林、氨苄西林/舒巴坦、氨曲南、环丙沙星、头孢曲松、头孢唑林、头孢吡肟、庆大霉素、亚胺培南、左氧氟沙星、头孢他啶、妥布霉素、哌拉西林/他唑巴坦均敏感，复方新诺明耐药，ESBL 阴性。培养鉴定结果支持诊断结果，根据药物敏感性试验结果，可以选择氨苄西林、氨曲南、环丙沙星、头孢曲松、头孢唑林、头孢吡肟、庆大霉素、亚胺培南、左氧氟沙星、头孢他啶、妥布霉素等药物进行治疗。

根据多汗，怀疑患者有甲状腺相关疾病。如需确定甲状腺相关疾病，还需进一步做甲状腺功能检查，如 TSH 增高常见于原发性甲状腺功能减退、异源性 TSH 综合征、分泌 TSH 的垂体肿瘤、垂体性甲状腺功能亢进及单纯性甲状腺肿等；TSH 减低常见于各种原因所致的甲状腺功能亢进、继发性甲状腺功能低下、腺垂体功能减退和临床应用大剂量糖皮质激素。

【案例 2】 患者，男，57 岁，已婚。

主诉：因发热、咳痰伴咯血 10 天就诊。

现病史：慢性咳喘史 10 余年，近半年有两次咳喘加重住院，经抗生素及糖皮质激素治疗症状缓解出院。

既往史：有糖尿病史。

个人史：无重大外伤或手术史，无药物过敏史，无输血史。

婚育史：结婚 35 年，配偶健康。

家族史：无遗传病史。

体格检查：T 38.9℃，P 120 次/分，R 24 次/分，BP 132/80mmHg。慢性病容，唇甲无发绀，浅表淋巴结未触及，右肺呼吸音低，左下肺可闻及湿啰音，无心慌、心前区疼痛，无憋喘、呼吸困难及夜间盗汗。

实验室检查：

血常规：Hb 130g/L，RBC 4.7×10^{12}/L，MCV 83 fl，MCH 25 pg，MCHC 351g/L，HCT 44%，RDW 13.1%，PLT 202×10^9/L，MPV 8.8 fl，PDW 15.9%，WBC 18×10^9/L，N 0.85，L 0.11，M 0.031，E 0.005，B 0.004。红细胞沉降率 3mm/h。

辅助检查：胸部 X 线平片：可见双肺纹理增粗，右肺尖有片状阴影。

初步诊断：肺结核。

【问题】 该患者怀疑为结核，为求进一步诊断，应做哪些实验室检查？

【解析】 该患者发热、咳痰伴咯血，左下肺可闻及湿啰音，双肺纹理增粗，有片状阴影，以及中性粒细胞增加，故疑为肺结核。结核病是由结核分枝杆菌引起的慢性传染病，可侵及许多脏器，以肺部结核感染最为常见。临床表现有低热、盗汗、乏力、纳差、消瘦、女性月经失调等；呼吸道症状有咳嗽、咳痰、咯血、胸痛、不同程度的胸闷或呼吸困难。肺部叩诊呈浊音，语颤增强，肺泡呼吸音低和湿啰音。晚期结核形成纤维化，局部收缩使胸膜塌陷和纵隔移位。为确诊该患者是否为结核，应进一步做痰涂片结核杆菌检测、胸部 CT 扫描、结核菌素试验及痰标本结核杆菌 PCR 检测等。

实验三　痰涂片结核杆菌检测

一、实 验 原 理

结核病患者痰中含有大量结核分枝杆菌。由于分枝杆菌的细胞壁肽聚糖层的外面包围有大量的脂质分枝菌酸，所以分枝杆菌一般不易着色，要经过加热和延长染色时间促使其着色。而且分枝菌酸与染料结合后，很难被酸性脱色剂脱色。如果是在加热条件下使分枝菌酸与苯酚复红牢固结合成复合物，用盐酸乙醇处理后分枝杆菌不脱色。当再加碱性美兰复染后，分枝杆菌仍然为红色，而其他细菌及背景中的物质能够被盐酸乙醇脱色，复染后呈现碱性美蓝的蓝色。因此这种染色方法又称为抗酸染色法(acid-fast staining method，AFM)，或齐-尼(Ziehl-Neelsen)染色法，是专门针对抗酸杆菌的染色方法，对于结核分枝杆菌的确诊有重要意义。

二、实验材料、试剂与仪器

无菌痰杯、载玻片、接种环、抗酸染液(苯酚复红，3%盐酸乙醇，碱性亚甲蓝)、蒸馏水、显微镜等。

三、操 作 步 骤

(一) 标本采集

1. 自然咳痰法　以晨痰为佳，用温开水漱口数次，为减少口腔正常菌群污染标本，深咳呼吸道深部痰(非后鼻部分泌物、非唾液)留于无菌容器内。对于痰量少或无痰患者可采取雾化吸入 45℃ 10% NaCl 水溶液，使痰液易于排出。

2. 支气管镜采集法　用支气管镜在肺内病灶附近用导管吸引或用支气管刷直接取。

3. 胃内采痰法　无自觉症状的肺结核患者尤其是婴幼儿不会咳嗽，有时将痰误咽入胃中，可采取胃内容物做结核分枝杆菌培养。

4. 气管或环甲膜穿刺法　主要用于厌氧菌培养。

5. 小儿取痰法　用压舌板向后压舌，将拭子伸入咽部，小儿经压舌刺激咳嗽，可喷出肺部或气管分泌物黏在拭子上送检。对于幼儿还可用手指轻叩其胸骨柄上方，以诱发咳痰。

(二) 涂片制备

1. 涂片　挑选痰液脓性或带血部分，即不正常部分，涂成均匀薄片。

2. 干燥　制备好的玻片应在室温自然干燥。

3. 固定　在乙醇火焰上快速通过 3 次加热固定(温度不宜过高)。

(三) 抗酸染色

(1) 涂片、加热固定后滴加 2～3 滴苯酚复红液，用火焰微微加热至出现蒸汽，维持至少 5min(可补充染液，勿使蒸汽发干)，水洗。

(2)用第二液 3%盐酸乙醇脱色约 1min，至涂片无色或呈淡红色为止，水洗。

(3)滴加第三液碱性亚甲蓝复染液复染 1min，水洗，自然干燥后镜检。

四、结果分析

油镜下观察，抗酸菌呈红色，背景及其他细菌呈蓝色。

镜下计数 100 个视野，未发现抗酸杆菌者继续观察至 300 个视野，仍未发现抗酸杆菌者报告抗酸杆菌(–)。

镜检 100～300 个视野找到抗酸杆菌 1～2 条者，报告抗酸杆菌可疑或重新涂片或重留痰标本复查。

镜检 100 个视野内找到抗酸杆菌 3～9 条者，报告抗酸杆菌阳性(+)。

镜检 10 个视野内找到抗酸杆菌 1～9 条者，报告抗酸杆菌阳性(++)。

镜检每个视野内找到抗酸杆菌 1～9 条者，报告抗酸杆菌阳性(+++)。

镜检每个视野内找到抗酸杆菌＞9 条者，报告抗酸杆菌阳性(++++)。

本案例镜检 100 个视野找到抗酸杆菌 7 条，应报告抗酸杆菌阳性(+)。

抗酸杆菌指的是抗酸染色呈阳性的细菌，主要是分枝杆菌。该菌属致病性和菌体成分有关，可引起慢性疾病，并伴有肉芽肿。分枝杆菌可分为结核分枝杆菌、非结核分枝杆菌和麻风分枝杆菌三大类。其中，结核分枝杆菌是结核病的病原菌，可侵犯全身各器官，但以肺结核为最多见。结核病是世界范围内非常严重的传染病。随着卡介苗接种和医疗水平的提高，结核病的发病率和死亡率曾大为降低，但现在因艾滋病、吸毒、免疫抑制剂的应用、酗酒和贫困等原因，其发病率又有上升的趋势。抗酸染色是结核病诊断最快捷、可靠的方法之一。除了分枝杆菌，诺卡菌抗酸染色也可呈弱阳性。

本案例抗酸杆菌阳性，并根据其他诊断结果，可能是结核分枝杆菌感染，进一步可做结核菌素(purified protein derivative，PPD)试验、胸片等明确诊断，并及时进行抗结核治疗。

五、注意事项

(1)结核病具有高度传染性，操作需小心。

(2)染色完成后，肉眼观察痰膜呈蓝色或淡蓝色，不得有红色斑块，痰膜脱落不得高于 10%。

实验四　痰标本结核分枝杆菌核酸检测

一、实验原理

结核分枝杆菌的实验室诊断很长时间内一直依赖于抗酸染色和罗氏培养。抗酸染色虽然快捷简便、成本低，但敏感性低、干扰因素较多，培养法可靠，但周期过长、设备要求高。随着分子生物学检验技术的发展，结核分枝杆菌标准菌株的全基因组序列已获得，分析确定了大量致病和耐药基因，目前已确立了快速、有效、灵敏度高的结核分枝杆菌分子生物学检测方法。其中，使用实时荧光定量 PCR(real-time fluorescence quantitative PCR，RFQ-PCR)方法对结核分枝杆菌的核酸进行检测，敏感性、特异性高，简便，快速，且不易受到污染的干扰，成为实验室进行结核分枝杆菌检测的常用检测方法之一。

RFQ-PCR 技术在 PCR 反应体系中加入荧光基团，利用荧光信号积累实时监测整个 PCR 进程，最后通过标准曲线对未知模板进行定量分析。该技术不仅实现了 PCR 从定性到定量的飞跃，而且与常规 PCR 相比，它具有特异性更强、有效解决 PCR 污染问题、自动化程度高等特点，目前已得到广泛应用。

二、实验材料、试剂与仪器

Bio-rad CFX Connect 实时定量 PCR 仪。

结核杆菌(TB)核酸测定试剂盒(荧光 PCR 法)。

痰杯、移液器、4% NaOH、无菌生理盐水等。

三、操 作 步 骤

(一)样本的采集、存放和运输

1. 采集 取受检者清晨咳痰标本 3～5ml，密封送检，可立即测试。

2. 存放 待测样本在 2～8℃保存 7 天；–20℃保存 3 个月；–70℃以下可长期保存。应避免反复冻融。

3. 运输 采用冰壶加冰或泡沫盒加冰密封运输。

(二)检测方法

1. 标本、对照品的核酸裂解处理

(1)痰液：加入 4 倍体积的 4% NaOH，摇匀，室温下放置 30min 液化，取 0.5ml 样品至 1.5ml 离心管中，再加入 0.5ml 4% NaOH 室温放置 10min 后 13 000g 离心 5min，沉淀加无菌生理盐水 1ml 打匀，13 000g 离心 5min，再重复洗涤一次，弃去上清，沉淀中直接加入 50μl 核酸提取液充分混匀，100℃加热 5min，13 000g 离心 5min，取 4μl 上清做 PCR 反应。

(2)对照品：取阳性对照、阴性对照(H_2O)各 100μl 于 1.5ml 离心管中，分别加入 100μl 核酸提取液充分混匀，100℃加热 10min，13 000g 离心 5min，取 4μl 上清做 PCR 反应。

2. 试剂配制 取 n×36μl TB 核酸荧光 PCR 检测混合液与 n×0.4μl 酶(n 为反应管数)混合，震荡混匀数秒，3000g 离心数秒。

3. 加样 取上述混合液置于 PCR 管中，每管各 36μl，然后用标本处理上清液，阴性对照、阳性对照各 4μl 分别加入 PCR 管中，盖好管盖，立即进行 PCR 反应。

4. PCR 扩增 反应管置于荧光定量 PCR 仪上，推荐循环参数设置为：

37℃ 2min，94℃ 2min；

93℃ 15s，60℃ 60s，循环 40 次。

单点荧光检测在 60℃，反应体系为 40μl，荧光通道为 FAM。

5. 基线和阈值设定 基线调整取 6～15 个循环的荧光信号，阈值设定原则以阈值线刚好超过阴性对照检测荧光曲线的最高点。

6. 质量控制 阴性对照无扩增，阳性对照 Ct 值≤35，否则实验无效。

四、结果分析

待测样品无扩增，报告阴性；Ct 值≤38，且扩增曲线呈典型 S 形，报告阳性；Ct 值在 38～40，需要重复测定，如仍在 38～40，且扩增曲线呈典型 S 形，报告阳性；若非典型 S 形，报告阴性。

本案例 Ct 值为 35，扩增曲线呈典型 S 形，应报告阳性。

健康人体中不存在结核分枝杆菌，因此使用结核杆菌特异性引物进行 PCR 扩增时，结果呈阴性，无扩增现象，荧光检测曲线呈低平状态，同阴性对照。如果感染了结核分枝杆菌，则能得到扩增产物，扩增曲线呈 S 形，类似阳性对照。通过扩增曲线的形态和 Ct 值能对样品进行判断。阴性结果表明没有结核分枝杆菌感染，体内感染分枝杆菌数量较低没有达到检测阈值，或经过治疗体内分枝杆菌数量得到控制降低到检测阈值之下；阳性结果表明有结核分枝杆菌感染，需要进行进一步培养做药敏试验。

五、注意事项

(1) 实验室环境污染、实际污染、样品交叉污染会造成假阳性结果，若阴性对照呈阳性，则需确认是哪类污染，清除污染后方可进行实验室检查。

(2) 试剂盒最低检测限：1×10^3 copies/ml。如果样品中核酸浓度含量低于该检测限，可能会发生假阴性结果，不能完全排除肺结核感染的可能。

(3) 阳性结果建议采用培养药敏方法进一步确认。

【案例结论分析】 根据发热、咳痰伴咯血及慢性咳喘史，右肺呼吸音低，左下肺可闻及湿啰音，X 线可见右肺尖有片状阴影，白细胞偏高的结果，怀疑患者为肺结核。如需确定感染，还需进一步做抗酸染色、结核杆菌核酸检测及胸部 CT 扫描。

本案例抗酸染色镜检 100 个视野找到抗酸杆菌 7 条，抗酸杆菌阳性(+)；荧光 PCR Ct 值为 35，扩增曲线呈典型 S 形，呈阳性，支持肺结核诊断结果。

【案例 3】 患者，男，50 岁，已婚。

主诉：发热、咳嗽。

现病史：患者于 20 天前无明显原因及诱因发热，体温波动于 37～39.8℃，4 天后出现咳嗽，干咳无痰，夜间为著。于当地医院进行 CT 检查，诊断为肺炎。先后输注先锋霉素、头孢他啶 10 天，阿奇霉素 6 天，万古霉素 6 天，亚胺培南 3 天，患者体温仍持续高于 39.5℃，咳嗽渐加重，痰多。4 天前患者出现呼吸困难，逐转入我院。

既往史：体健。

个人史：个人史及家族史无特殊。

婚育史：结婚 2 年，配偶健康。

家族史：无遗传病史。

体格检查：T 39.9℃，P 110 次/分，R 22 次/分，BP 114/74mmHg。神志清，精神尚好，轻微活动时呼吸急促，有鼻翼扇动，吸气时胸骨上凹陷，双肺可闻及较多的中小水泡音及哮鸣音，其余未见异常。

实验室检查：

血常规：Hb 90g/L，RBC 3.2×10^{12}/L，PLT 343×10^9/L，WBC 20.01×10^9/L，N 0.898，L 0.05。

辅助检查：

胸部 CT：双侧肺内可见散在分布的结节及大小不等、边缘模糊的斑片状影。

初步诊断：侵袭性肺曲霉病。

【问题】 为进一步明确上述案例患者是否感染真菌，应首选哪些实验室检查？

【解析】 患者被诊断为肺炎，但抗生素治疗无效，中性粒细胞增加，淋巴细胞减少，故疑为侵袭性曲霉病。侵袭性肺部真菌感染，是指真菌引起的支气管肺部真菌感染，即真菌对气管支气管和肺部的侵犯，引起气道黏膜炎症和肺部炎症肉芽肿，严重者引起坏死性肺炎，甚至血行播散到其他部位，常见的真菌主要是念珠菌属、曲霉、隐球菌、接合菌和肺孢子菌等。临床可见流感样症状，肺部表现可有发热、咳嗽、咳痰等症状，肺部可闻及湿啰音，与一般细菌性肺炎难以鉴别。为进一步明确真菌感染类型应首选真菌(1-3)-β-D-葡聚糖检测、痰液培养及药物敏感性试验等。

实验五　真菌(1–3)-β-D-葡聚糖检测

一、实验原理

人体的吞噬细胞吞噬真菌后，能持续释放真菌的细胞壁成分——(1-3)-β-D-葡聚糖，使其在血液及体液中含量增高。(1-3)-β-D-葡聚糖可特异性激活鲎变形细胞裂解物中的 G 因子，引起裂解物凝固，故真菌(1-3)-β-D-葡聚糖检测也称 G 试验。G 试验适用于除隐球菌和结合菌外的所有深部真菌感染的早期诊断，尤其是念珠菌和曲霉菌。利用血清中的真菌(1-3)-β-D-葡聚糖特异性激活反应主剂中的 G 因子、凝固酶原等，发生凝固蛋白原转变的级联反应从而引起吸光度变化，根据检测其溶液吸光度变化对真菌(1-3)-β-D-葡聚糖浓度进行定量。

二、实验材料、试剂与仪器

真空采血管、采血针、平底试管、移液器、微生物快速动态检测系统等。

三、操作步骤

(一)标本制备

1. 血清的制备 用一次性真空采血管采取静脉血 4ml，3000r/min 离心 10～15min 分得血清，2h 内进行检测。如需冷藏，可存放于 4℃不超过 24h。

2. 标本前处理 取 0.1ml 血清，加入 0.9ml 样品处理液，混匀后 70℃温育 10min，取出后立刻放入冷却槽中冷却 5min。

(二)样品检测

取处理后的血清 0.1ml 和 0.1ml 反应主剂加入至平底试管中混匀，插入微生物快速动态监测系统中反应，反应结束后检测系统使用厂家提供标准曲线自动计算出待测血清中(1-3)-β-D-葡聚糖的浓度。

四、结果分析

结果浓度在60pg/ml以下，无深部真菌感染(隐球菌、结合菌除外)。

结果浓度在60～100pg/ml，为观察期，应连续检测。

结果浓度在100pg/ml以上，怀疑为深部真菌感染，建议结合临床症状进行治疗。

本案例结果浓度为200pg/ml，怀疑为深部真菌感染。

侵袭性真菌病是临床常见的感染类型，其发病率在器官移植受体、恶性肿瘤等免疫抑制患者中高达20%～40%，也日益成为此类患者的重要死亡原因，并且临床表现不典型，确诊困难，有较高的漏诊率。非侵袭性实验室技术如G试验等有较好的敏感性和特异性，假阳性率较低，成为真菌感染的早期诊断标准之一，与临床征象、微生物培养，尤其是CT扫描一起，为及时治疗、监测病程、评价治疗反应提供了更多有参考价值的资料，提高了真菌感染检测的阳性率。

真菌(1-3)-β-D-葡聚糖检测结果浓度在100pg/ml以上，可作为除隐球菌和结合菌外的所有深部真菌，尤其是念珠菌和曲霉菌感染的早期诊断，进一步诊断需要结合其他临床症状和诊断结果。

五、注意事项

(1)操作过程保持洁净，使用手套，戴口罩，穿实验服。使用一次性吸头，避免反应液接触污染物，避免用手触及试管口。

(2)取样时应取血清的中上层部分，样本处理后也应取中上层部分。

(3)避免强烈的空气流动，插管时动作要轻，震动可影响正在反应的曲线。

(4)黄疸、溶血和乳糜血应视为不合格标本。

(5)某些抗肿瘤药物、磺胺类药物、蘑菇类食物可能干扰试验结果。

【案例结论分析】 根据发热、咳痰及呼吸困难，双肺可闻及较多的中小水泡音及哮鸣音，白细胞增高，胸部CT可见散在分布的结节及大小不等、边缘模糊的斑片状影的结果，怀疑患者为侵袭性肺曲霉病，但临床症状与细菌性肺炎难以区别。如需确定是否真菌感染，需做真菌(1-3)-β-D-葡聚糖检测、痰液培养及药物敏感性试验等，看是否真菌血清标志物及曲霉培养阳性。

本案例结果浓度为200pg/ml，是深部感染真菌的指征，符合初步诊断结果。

(孙铭艳　李　倩)

第五章 临床输血学检验案例分析

【案例 1】 患者，女，47 岁。

主诉：大量阴道流血 20 余天。

现病史：患者 20 余天来，无明显原因出现阴道流血，量约既往月经量的 2 倍，伴血块，伴头晕、乏力，轻微恶心，无呕吐。3 天前止血，今于我院就诊，查血常规：Hb41g/L，提示重度贫血，门诊以 1.“功能性子宫出血？”2.“贫血(重度)”收入院。发病以来，饮食、睡眠欠佳，大小便正常，精神状态尚可，体重未见明显变化。

既往史：7 年前因功能失调性子宫出血、贫血于我院宫腔镜检查见“子宫内膜毛糙”，刮宫病理示：内膜增生，增生部分腺体伴分泌现象；因贫血输注 O 型 RhD 阳性红细胞 3 次。否认高血压、糖尿病等慢性病史，否认肝炎、结核病等传染病及接触史，预防接种史不详，无外伤及药物过敏史。

个人史：生于原籍，久居原籍，长期饮用生活水，否认疫区、疫水接触史，伴痛经，末次月经：2016-3-5。25 岁结婚，配偶体健，育有一子体健。

家族史：父母体健。无家族遗传病史。

体格检查：T 36.8℃，P 68 次/分，R 20 次/分，BP 80/120mmHg。中年女性，发育正常，营养中等，面色苍白。全身皮肤无黄染，浅表淋巴结无肿大。

实验室检查：

血型为 O 型，RhD(+)。

血常规：Hb 41g/L，HCT 16%。

ALT 6.7U/L。HBsAg(–)，Anti-HCV(–)，Anti-HIV1/2(–)，梅毒(–)。

临床诊断：(1)功能性子宫出血；

(2)贫血(重度)。

【问题】 重度贫血申请输血治疗，输血前应做哪些项目检查？

【解析】 功能性子宫出血，简称功血，是一种常见的妇科疾病，是由于神经内分泌系统功能失调所致的异常子宫出血，全身及生殖器官无器质性病变，多表现为月经周期不规律、经量过多、经期延长或不规则出血。大量出血常导致失血性贫血，产生一系列临床症状。成年女性(非妊娠)Hb＜110g/L，孕妇 Hb＜100g/L 即可诊断为贫血。根据血红蛋白浓度的范围可分为轻度贫血、中度贫血、重度贫血、极重度贫血四类。轻度贫血血红蛋白浓度为：90～100g/L；中度贫血血红蛋白浓度为：60～90g/L；重度贫血血红蛋白浓度为：30～60g/L；极重度贫血血红蛋白浓度＜30g/L。轻、中度贫血在内科中一般采用药物治疗为主，不主张输血；重度贫血需要进行红细胞输注。

临床输血的患者进行输血前首先需要同时采集两个血样，同时做 ABO 血型及 RhD 血型的鉴定和复核，确保血型的准确性；然后对供血员的 ABO 血型及 RhD 血型进行复核鉴定；再对患者和供血员进行不规则抗体的筛查；血型相符，不规则抗体均阴性者，进行交叉配血试验，选择相合的血液制品进行输注。

实验一　ABO 血型、RhD 血型的鉴定

一、实验原理

ABO 血型系统根据红细胞表面糖蛋白的结构不同，分 A、B 抗原，根据 A、B 抗原存在与否，分 A、B、O 和 AB 型四种血型表型，血清中的抗体天然存在，符合 landsteiner 规则；用已知的血清特异性抗体试剂鉴定红细胞的抗原称为正定型(forwardgrouping)实验；用已知血型的试剂红细胞鉴定血清中的抗体称为反定型(reversegrouping)实验。

Rh 血型系统是红细胞血型系统中最复杂的一个血型系统，以 D 抗原的抗原性最强。常规情况下可用单克隆抗 D 抗体试剂与红细胞上的 RhD 抗原反应，形成肉眼可见的凝集，产生不规则抗体，故临床仅做抗原的检测。

临床根据常用介质不同分为盐水介质法、聚凝胺(polybrene)法、微柱凝胶介质法，进行血型的鉴定。

二、实验材料、试剂与器材

1. 标本　抗凝或不抗凝的待检血液。

2. 试剂　ABO 血型鉴定试剂盒，5%的 A 型、B 型及 O 型试剂红细胞悬液，生理盐水，RhD 血型鉴定试剂盒。

3. 器材　台式离心机、光学显微镜、一次性塑料滴管、小试管、试管架、记号笔。

三、操作步骤

制备 10%和 5%的受检者红细胞悬液。

(一)ABO 血型的鉴定

1. 正定型

(1)取干燥洁净小试管 2 支，标记“A”管、“B”管，用滴管分别加入试剂抗 A、抗 B 血清各 1 滴于试管底部，再用滴管分别加入受检者 5%红细胞悬液 2 滴，充分混匀，置室温 5min。

(2)以 3000r/min(1000g)离心 1min。

(3)先观察有无溶血现象，然后轻轻扣动试管，观察有无凝集；无凝集管要在显微镜下观察确认。

2. 反定型

(1)取干燥洁净小试管 3 支，分别标明 Ac 管、Bc 管、Oc 管，用滴管分别对应加入受检者血清 1 滴于试管底部，再分别用滴管加入 5%的 A 型、B 型及 O 型试剂红细胞悬液 2 滴，充分混合，置室温 5min。

(2)3000r/min(1000g)离心 1min。

(3)先观察有无溶血现象，然后轻轻扣动试管，观察有无凝集；无凝集管要在显微镜下观察确认。

3. 结果分析　ABO 正、反定型结果判断标准见表 5-1。

表5-1　ABO正反定型结果

正定型		反定型			血型
标准抗 A 血清+被检者 RBC	标准抗 B 血清+被检者 RBC	标准 A 型 RBC+被检者血清	标准 B 型 RBC+被检者血清	标准 O 型 RBC+被检者血清	
–	–	+	+	–	O
+	–	–	+	–	A
–	+	+	–	–	B
+	+	–	–	–	AB

注：+凝集；–无凝集

本案例结果：正定型均阴性，反定型均阳性，为 O 型血。

(二) RhD 血型的鉴定

(1) 取洁净小试管 1 支，标记“D”管，用滴管加入相应的抗 D 血清各 1 滴于试管底部，再用滴管分别加入受检者 5%红细胞悬液 2 滴，然后加入生理盐水 6 滴，充分混匀。

(2) 立即以 3000r/min (1 000g) 离心 1min。

(3) 轻轻扣动试管，观察底部有无凝集(或溶血)现象，如有必要在显微镜下观察凝集。

(4) 结果分析：凝集为 RhD 阳性；不凝集为 RhD 阴性。

本案例实验结果凝集，为 RhD 阳性血。

四、注 意 事 项

(1) 实验用血清和试剂红细胞都应标准化。

(2) 对采用的实验介质、保温条件、离心条件、反应时间等严格控制。

(3) 严格注意定型用抗血清试剂反应性、特异性、亲和力和操作方法。

(4) 所用试管、玻片必需洁净干燥，以免发生假阳性溶血。

(5) 盐水抗体 (IgM 型) 属冷反应性抗体，因此实验温度不要高于室温 (20～24℃)。

(6) 一般应先加血清，然后再加红细胞悬液，以便核实是否漏加血清。

(7) 离心时间不宜过长，速度不宜过快，以防假阳性结果。

(8) 肉眼下凝集反应阴性时，使用光学显微镜检查可避免漏检小的凝集，有助于 A、B 亚型的发现。

(9) 注意受检细胞是否存在变异型，是否存在两群红细胞，受检红细胞最好先用盐水洗涤和悬浮，以避免血清蛋白的干扰。

(10) 如 RhD 定型为阴性，有必要进一步检查，排除弱 D (weak D) 型。

实验二　红细胞不规则抗体筛查试验

一、实 验 原 理

人体红细胞除了 ABO 血型系统外，还有更多的血型系统。因输血等原因也可能发生其他血型抗原的同种免疫作用，使机体产生相应的同种免疫抗体，当再次输入相同抗原时就会产生抗原抗体反应。特定的抗体筛选谱细胞 (1、2、3 号) 涵盖了最常见的红细胞血型系统抗原，在三种介质（盐水、酶、抗球蛋白）中与待检者血清反应，根据反应结果判断待检血浆中是否含有红细胞意外抗体（不规则抗体）及抗体的类别。

二、实验材料、试剂与器材

1. 标本 待检血浆或血清、5%待检者红细胞盐水悬液。

2. 试剂 抗体筛选谱红细胞（panel red cell）、生理盐水、1%菠萝蛋白酶、抗球蛋白试剂。

3. 器材 台式离心机、37℃水浴箱。

三、操作步骤

（1）取试管12支分成三排，每排4支做好标记，每支试管加待检者血清1滴。

（2）三排试管中，各排第1～3支试管依次加1、2、3号筛选谱细胞1滴，第4支试管加5%待检者红细胞悬液1滴。

（3）将第二排4支试管中，分别加1%菠萝蛋白酶1滴。

（4）将第二、三排8支试管置于37℃水浴箱孵育30min。

（5）介质

1）盐水介质：将第一排4支试管3000r/min（1000g）离心15s，轻轻摇动试管，肉眼观察有无凝集结果，记录反应情况。

2）酶介质：将第二排4支试管从水浴箱取出，3000r/min（1000g）离心15s，轻轻摇动试管，肉眼观察有无凝集结果，记录反应情况。

3）抗人球蛋白介质：第三排4支试管从水浴箱取出，用生理盐水洗涤3次，各加抗球蛋白试剂1滴，3000r/min（1000g）离心15 s，轻轻摇动试管，肉眼观察有无凝集结果，记录反应情况。

四、结果分析

判定标准：待检者自身血清加自身红细胞管无凝集，1、2、3号筛选细胞出现（±）～（++++），凝集者为抗体筛选实验阳性。

本案例待检者自身血清加自身红细胞管无凝集，1、2、3号筛选细胞均无凝集：抗体筛查阴性。

五、注意事项

（1）待检者自身血清加自身红细胞管无凝集，若出现凝集则提示可能存在自身免疫性抗体；如患者近期输过血，则自身抗体、同种异体抗体均可能存在，需要进一步实验进行鉴别。

（2）在盐水、酶、抗球蛋白三种介质中，1、2、3号筛选细胞只要有一个或一个以上的管出现（±）～（++++）凝集，表示待检者血清中存在不规则抗体，需要进一步鉴定抗体特异性。

（3）12支试管均无凝集，表示待检者血清中无不规则抗体。

（4）酶或抗球蛋白介质出现凝集，而盐水介质无凝集，提示不规则抗体为IgG类。

（5）对有妊娠史或输血史的患者，输血前应进行不规则抗体筛选实验，献血者血浆也应进行不规则抗体筛选实验。

实验三　输血前交叉配合试验

一、实 验 原 理

将献血者的红细胞、血浆(清)与受血者的血浆(清)、红细胞在一定的介质中交叉混合，观察有无凝集反应，即为交叉配血实验，也称相容性实验。其中，献血者的红细胞与受血者的血浆(清)交叉混合，称为主侧；献血者的血浆(清)与受血者的红细胞交叉混合，称为次侧。目的是检查献血者与受血者的血液是否相合，并排除不相合性，达到临床输血安全。临床根据常用介质的不同分为盐水介质法、聚凝胺法、微柱凝胶介质法交叉配血实验。

二、实验材料、试剂与器材

1. 标本　全血。

2. 试剂　生理盐水、低离子介质、聚凝胺试剂、重悬液(假凝集清除液)、抗球蛋白微柱凝胶实验卡。

3. 器材　37℃专用孵育器、专用离心机(微柱凝胶实验卡专用)、光学显微镜、一次性塑料滴管、试管架、试管、记号笔、玻片等。

三、盐水介质法

人类ABO血型抗体以IgM型为主(包括MN、P等血型抗体)，在盐水介质中这种抗体可以结合多个悬浮的红细胞，形成可见的红细胞聚集。通过受血者和献血者红细胞和血浆(清)交叉凝集实验，主要检查受血者或献血者血清中是否存在破坏对方红细胞的IgM或补体依赖性红细胞抗体；还可以验证血型。

(一)操作步骤

(1)配制3%红细胞悬液。

(2)取洁净小试管3支，分别标明主侧管(Ps+Dc)即受血者血清加供血者红细胞，次侧管(Pc+Ds)即受血者红细胞加供血者血清，自身对照管(Ps+Pc)即受血者血清加受血者红细胞。按表5-2加样。

表5-2　盐水介质法交叉配血试验

加入物	主侧管(Ps+Dc)	次侧管(Pc+Ds)	对照管(Ps+Pc)
受血者血清	2滴	—	2滴
供血者血清	—	2滴	—
供血者5% 红细胞悬液	1滴	—	—
受血者5% 红细胞悬液	—	1滴	1滴

(3)混匀，3000r/min(1000g)，离心1min。

(4)取出试管，先看上清液有无溶血现象，然后将试管倾斜，轻轻摇动，肉眼观察结果。如无凝集，须分别吸取管内悬液各1滴于玻片上，在低倍镜下观察有无凝集现象。

(二)结果分析

主、次管无凝集、无溶血则配血相合。

本案例配血相合。

四、聚凝胺法

聚凝胺是一种高价阳离子季铵盐多聚物，溶解后可以产生大量的正电荷，可以中和红细胞表面的负电荷，减弱红细胞之间的排斥力，缩短红细胞间的距离，在离心力的作用下，引起正常红细胞可逆性的非特异性凝集；重悬液中的枸橼酸钠能中和聚凝胺；低离子介质可以增加抗原抗体间的引力，增强血型抗体凝集红细胞的能力。将红细胞和血清放置在低离子介质中孵育，离心后可以促进红细胞凝集，加入重悬液，如果血清中不存在红细胞血型抗体，会使凝集的红细胞解散；如果血清中存在红细胞血型抗体(IgG)，抗原抗体结合引起的凝集仍然存在。

(一)操作步骤

(1)配制3%红细胞悬液。

(2)试管3支，分别标明主侧管(Ps+Dc)、次侧管(Pc+Ds)、自身对照管(Ps+Pc)。按表5-3加样。

表5-3 聚凝胺法交叉配血试验

加入物	主侧管(Ps+Dc)	次侧管(Pc+Ds)	对照管(Ps+Pc)
受血者血清	2滴	—	2滴
供血者血清	—	2滴	—
供血者5% 红细胞悬液	1滴	—	—
受血者5% 红细胞悬液	—	1滴	1滴

(3)向试管中各加LIM液0.6ml，混匀，室温静置1min。

(4)每管各加Polybrene试剂2滴，混匀，静置15s。

(5)3000r/min(1000g)离心1min，然后倒掉上清液。

(6)轻轻摇动试管，观察有无红细胞凝集(若无凝集必须重做)。

(7)再加入重悬液2滴，轻轻摇动试管，观察结果。

(8)如凝集消除，用吸管分别吸取管内悬液各1滴于玻片上，在低倍镜下观察有无细小凝集现象。

(二)结果分析

实验判断标准：无凝集、无溶血，配血相合；有凝集或有溶血配血不合。

本案例无凝集、无溶血配血相合。

O型RhD阳性洗涤红细胞，主侧O型红细胞无抗原，不应产生凝集现象；次侧献血者介质为生理盐水，无抗体也不应产生凝集现象，如有凝集，须考虑不规则抗体。

(三)注意事项

(1)出现两侧或主侧凝集和(或)溶血，说明两者不相容，不能进行输血。

(2) 实验中滴加不同人血清或红细胞时都应更换吸管。

(3) 溶血标本不得用于交叉配血实验(溶血性贫血患者除外，结果仅供参考)。

(4) 红细胞悬液加入血清后，立即离心，不宜久置。

(5) 冬季温度较低时，应注意血清中存在自身冷凝集素的干扰，可温浴后观察结果。

五、微柱凝胶介质法

将供血者、受血者红细胞和血浆交叉加入到含有抗球蛋白试剂的微型凝胶柱反应室中，37℃条件下，如果血浆中存在有针对红细胞抗原的IgM型血型抗体，经孵育红细胞将直接发生凝集，如果血浆中存在有针对红细胞抗原的IgG型血型抗体，离心后结合IgG的红细胞与抗球蛋白试剂的凝胶形成凝集团块。凝胶柱中的凝胶具有分子筛的作用，从而阻止红细胞下沉而留在微柱的表面。如血清中不含有针对红细胞抗原的抗体，经过孵育、离心后，红细胞仍以单个分散细胞的形式存在，经离心力作用顺利通过凝胶分子筛，下沉到微柱管的底部而形成红细胞扣。

(一) 操作步骤

(1) 配制受血者1%红细胞悬液。

(2) 配制供血者1%红细胞悬液。

(3) 吸取供血者1%红细胞悬液50μl、受血者血浆25μl，分别加入到主侧管反应室内(先加红细胞悬液后加血浆)。

(4) 吸取受血者1%红细胞悬液50μl、供血者血浆25μl，分别加入到次侧管反应室内(先加红细胞悬液后加血浆)。

(5) 将加样后的实验卡置于专用孵育器37℃孵育15min。

(6) 取出实验卡，置于专用离心机离心9min。

(7) 取出实验卡，肉眼观察结果。

(二) 结果分析

实验结果判断标准：

阴性结果：主侧和次侧管内红细胞均完全沉降于凝胶管底部。

阳性结果：主侧和次侧管或单独主、次侧管内红细胞凝集块位于凝胶表面或凝胶中和(或)出现溶血。

本案例主侧和次侧管内红细胞均完全沉降于凝胶管底部，无凝集、无溶血，配血相合。

(三) 注意事项

(1) 由于抗球蛋白试剂在实际装配过程中已经加入到凝胶内，离心时血清蛋白和红细胞因各自的重量不同而以不同的速度通过凝胶微柱，从而消除了血清中未结合的球蛋白与抗球蛋白试剂结合的可能性，因此使用凝胶微柱进行交叉配血实验时，红细胞可不洗涤，且对于阴性的交叉配血实验结果也不再需要加入IgG型血型抗体致敏的阳性对照细胞验证阴性的有效性。

(2) 不能使用溶血标本进行交叉配血实验。

(3) 凝胶卡使用前要仔细检查凝胶中有无气泡、凝胶表面液体是否干涸，凝胶卡外观正常时才能使用。

【案例结论分析】 经检测，患者血型为O型RhD阳性，待检者自身血清加自身红细胞管无凝集、无溶血，不规则抗体实验阴性；交叉配血实验主、次侧均无溶血，无凝集。输注O型、RhD阳性红细胞，可以提高患者血红蛋白含量，改善功能性子宫出血引起的贫血症状。

【案例2】 患儿，女，出生后3天。

代诉：患儿，女，出生时肤色正常，出生后2天，全身皮肤黄染。

现病史：患儿出生后3天，系第3胎，第2产，胎龄39^{+2}周，经会阴侧切顺产娩出，体重3.25kg。母乳喂养，反应较差，大小便正常，精神状态尚可。

既往史：否认肝炎、结核病等传染病及接触史，出生后未接种乙肝疫苗、卡介苗。无外伤及药物过敏史，无输血史。

个人史：系第3胎，第2产，胎龄39^{+2}周，皮肤黄染。

家族史：父母非近亲婚配，均身体健康。其父血型为A型RhD阳性。其母血型为O型，Rh血型未知。有一哥哥4岁，体健。无家族遗传病史。

体格检查：T 36.9℃，P 136次/分，R 40次/分。体重3070g，口周略青紫，皮肤、黏膜明显黄染到脚踝，经皮测胆红素：前额16.1mg/dl，前胸16.7mg/dl。神志清，精神差，发育正常，营养中等。浅表淋巴结未触及，心肺无异常，肝脾不大。

实验室检查：

患儿血型为A型RhD阳性。

血常规：Hb68g/L，RBC 2.6×10^{12}/L，HCT 23%，MCV 90 fl，MCH 33 pg，MCHC 329g/L，RDW 16%。

外周血涂片红细胞未见明显异常；TBIL85μmol/L，DBIL20μmol/L，IBIL65μmol/L；患儿肝功能、肾功能、红细胞膜及相关酶均未见异常。

临床诊断：①新生儿溶血病；②新生儿贫血。

【问题】 为明确诊断，应做哪些实验室检查？

【解析】 新生儿溶血病是一种发生在胎儿和早期新生儿的自身免疫性的与溶血有关的综合征，胎儿从父亲遗传的血型抗原(如ABO、RhD血型的抗原)为母亲所缺乏，分娩过程中该胎儿血型抗原会进入母体，使母体产生的该血型抗原的抗体(IgG类)，当母亲再次妊娠，抗体就可通过胎盘进入胎儿体内，破坏胎儿红细胞，导致一系列溶血性征象的疾病。本案例中患儿皮肤黄染，血红蛋白降低，胆红素升高，符合新生儿溶血病的临床症状，但具体是哪种类型的新生儿溶血病尚需进一步确诊。在临床上，与血型相关的新生儿溶血病主要有两种：ABO血型系统的新生儿溶血病和Rh血型系统的新生儿溶血病。ABO新生儿溶血病主要发生在母亲血型为O型，新生儿或胎儿血型为A型或B型，临床症状较轻，可发生在初次妊娠；RhD新生儿溶血病主要发生在母亲为RhD血型阴性，二次以上的妊娠，临床症状较重。诊断新生儿溶血病需要做如下试验：①对患儿和患儿母亲进行ABO血型及RhD血型的鉴定；②对新生儿进行新生儿溶血病项目的检查，包括红细胞直接抗球蛋白试验、血浆游离抗体试验及红细胞抗体放散试验。抗体放散试验：ABO血型系统采用热放散试验，Rh血型系统采用乙醚放散试验。

实验四　新生儿红细胞直接抗球蛋白试验

一、实验原理

由于母婴ABO血型不合，母体产生相应的抗A(或B)的IgG抗体，经过胎盘进入胎儿体内，与胎儿红细胞发生特异性抗原抗体反应，从而破坏胎儿红细胞并引起一系列临床症状，可以发生在初次妊娠。

RhD阴性血的母亲，初次妊娠RhD阳性血的胎儿后，会在体内产生RhD抗体，再次妊娠血型为RhD阳性血的胎儿时，母亲体内的IgG类抗体可以经过胎盘进入胎儿体内，与胎儿红细胞发生特异性抗原抗体反应，从而破坏胎儿红细胞并引起一系列临床症状。

应用直接抗球蛋白试验可检测出新生儿体内是否有被来自母体的抗体致敏的红细胞。

二、实验材料、试剂与仪器

1. 待检标本　新生儿全血3～5ml，分离出血清和红细胞。洗涤红细胞4次。尽量去除上清液，用生理盐水配成2%～5%新生儿红细胞悬液。

2. 阳性对照　IgG抗D抗体致敏的2%～5%红细胞悬液。

3. 阴性对照　正常人2%～5%红细胞悬液。

4. 试剂　多特异性抗球蛋白试剂、单特异性抗IgG试剂、单特异性C_3d试剂、生理盐水。

5. 器材　试管、滴管、37℃水浴箱、台式离心机、光学显微镜。

三、操作步骤

(1)取试管4支，标明直抗管、盐水管、阳性对照管、阴性对照管。

(2)直抗管、盐水管各加1滴2%～5%新生儿红细胞悬液。阳性对照管、阴性对照管分别加入IgG抗D抗体致敏的2%～5% RhD阳性红细胞悬液1滴、正常人2%～5%红细胞悬液1滴。

(3)除盐水管外各管加入多特异性抗球蛋白试剂2滴，混匀，离心15s。

(4)轻轻转动试管，先用肉眼观察，若有可疑的，可将混匀液倒在玻片上，在显微镜下观察结果。

四、结果分析

1. ABO血型系统实验结果判断标准　先观察盐水管，应不凝集，若凝集说明新生儿红细胞本身有自凝现象，测试结果无参考意义。出现肉眼可见凝集或者镜下可见3个以上红细胞凝集：直接抗球蛋白试验阳性，表明患儿红细胞被母体的抗体致敏；无凝集为阴性。

2. Rh血型系统实验结果判断标准　Rh血型系统的新生儿红细胞直接抗球蛋白实验结果判断基本与ABO血型系统的结果相同，区别在于：

(1)新生儿红细胞直抗阳性多在1+以上。

(2)新生儿红细胞直抗阳性者，要用单特异性抗IgG试剂、单特异性抗C_3d试剂鉴别患儿红细胞上致敏的是 IgG 还是补体 C_3d，若是 C_3d 临床意义不大。

3. 本案例实验结果　新生儿红细胞本身无凝集，阳性对照管及直抗管出现肉眼可见的红细胞凝集，直接抗球蛋白试验阳性。

五、注 意 事 项

(1) 注意设置阴性和阳性对照。

(2) 试管保持清洁干净，防止发生溶血。

(3) 红细胞应彻底清洗干净，尽可能去除游离抗体。

实验五　新生儿血清游离抗体检测

一、实 验 原 理

由于母婴 ABO 血型不合，母体产生相应的抗 A(或 B)的 IgG 抗体，经过胎盘进入胎儿体内；RhD 阴性血的母亲，初次妊娠 RhD 阳性血胎儿后，会在体内产生 RhD 抗体，再次妊娠血型为 RhD 阳性血的胎儿时，母亲体内的 IgG 类的抗体可以经过胎盘进入胎儿体内。应用游离抗体实验可检测出新生儿体内是否有来自母体的与新生儿 Rh 抗原发生反应的 IgG 类的特异性抗体，或者可与新生儿 A(或 B)抗原发生反应的 IgG 类的抗 A 或抗 B 抗体。

二、实验材料、试剂与仪器

1. 待检标本　新生儿全血 3～5ml，分离出血清和红细胞。

2. 阳性对照　IgG 抗 D 抗体致敏的 2%～5%红细胞悬液。

3. 阴性对照　正常人 2%～5%红细胞悬液。

4. 试剂　多特异性抗球蛋白试剂、2%～5%(A、B、O)指示红细胞、谱红细胞、0.1%木瓜酶、生理盐水。

5. 器材　试管、滴管、37℃水浴箱、台式离心机、光学显微镜。

三、ABO 新生儿血清游离抗体检测

(一)操作步骤

(1) 取 3 支试管，标明 Ac 管、Bc 管、Oc 管，各管加入新生儿血清 2 滴。

(2) 按标记各管中分别加入 2%～5%(A、B、O)指示红细胞 1 滴，混匀，置于 37℃水浴箱中孵育 1h 后，肉眼观察各管是否凝集，如某管出现凝集，说明该管有相应盐水抗体，不必继续下面的实验。

(3) 取上述不凝集管，各管用生理盐水洗涤 3 次，吸尽盐水，各管加多特异性抗球蛋白试剂 2 滴，混匀，离心 15 s，肉眼观察结果。

(4) 阴性结果应加 IgG 抗 D 致敏红细胞，以检查实验结果的可靠性。

(二) 结果分析

出现凝集为阳性，结果判断标准见表 5-4。

表5-4 新生儿血清游离抗体检测结果

Ac	Bc	Oc	意义
+	–	–	存在游离的抗 A 抗体
–	+	–	存在游离的抗 B 抗体
+	+	–	存在游离的抗 A、抗 B 抗体或抗 A、B 抗体
+/–	+/–	+	存在 ABO 血型以外的抗体
–	–	–	没有游离抗体

注：+凝集；–无凝集

本案例中 Ac 管出现凝集，Bc 及 Oc 管无凝集：存在游离的抗 A 抗体。

四、Rh 新生儿血清游离抗体检测

(一) 操作步骤

(1) 取两排试管，按谱红细胞(1～10 号) 编号，第一排为酶法，第二排为盐水抗球蛋白法，两种方法均设置自身对照。

(2) 每管加入新生儿待检血清 1 滴，相应谱红细胞 2 滴，自身对照加入自身红细胞 2 滴，混匀。

(3) 第一排各管加酶液 2 滴，混匀，置于 37℃水浴箱中孵育 15min 后，离心 15 s，肉眼观察各管是否凝集。

(4) 第二排各管置于 37℃水浴箱中孵育 60min 后，离心 15 s，肉眼观察各管是否凝集。然后用各管生理盐水洗涤 3 次，吸尽盐水，各管加多特异性抗球蛋白试剂 1 滴，混匀，离心 15 s，肉眼观察结果。

(二) 结果分析

血清与谱细胞出现凝集为阳性，表明有相应的抗体，结果判断标准见表 5-5。

表5-5 谱细胞反应格局表

序号	Rh-hr					Kidd		MNSs						Duffy		Diego		kell		Lewis		P	DO		Yt	
	D	C	E	c	e	JK^a	JK^b	M	N	S	s	Mur	Fy^a	Fy^b	Di^a	Di^b	K	k	Le^a	Le^b	P_1	DO^a	DO^b	Yt^a	Yt^b
1	+	+	0	0	+	+	+	+	+	0	+	0	+	0	0	+	0	+	0	+	+	0	+	+	0
2	+	+	+	+	+	0	+	+	0	0	+	/	+	0	/	/	/	/	+	+	+	/	/	/	/
3	+	+	+	+	+	+	0	0	+	0	+	0	+	+	+	/	0	/	+	/	+	/	/	/	/
4	+	+	0	0	+	+	0	+	0	+	+	/	+	0	/	/	/	/	0	+	0	/	/	/	/
5	+	0	+	+	+	0	+	+	+	0	+	0	+	0	0	+	0	+	0	+	+	0	+	0	0
6	+	0	0	+	+	0	+	0	+	0	+	0	+	0	0	+	0	+	0	+	0	0	+	+	0
7	0	0	0	+	+	+	+	0	+	0	+	/	+	+	/	/	/	/	+	+	+	/	/	/	/
8	+	+	+	+	+	0	+	0	+	0	+	/	+	0	/	/	/	/	0	+	+	/	/	/	/

续表

序号	Rh-hr					Kidd		MNSs					Duffy		Diego		kell		Lewis		P	DO		Yt	
	D	C	E	c	e	JK^a	JK^b	M	N	S	s	Mur	Fy^a	Fy^b	Di^a	Di^b	K	k	Le^a	Le^b	P_1	DO^a	DO^b	Yt^a	Yt^b
9	0	0	0	+	+	+	+	0	+	0	+	0	+	0	0	+	0	+	+	0	0	0	+	+	0
10	+	+	0	0	+	+	+	+	+	0	+	+	+	0	0	/	0	/	0	+	+	/	/	/	/
自身对照																									

注：+凝集；0无凝集；/无相关抗原

本案例中未见特异性凝集，无游离抗体。

（三）注意事项

Rh新生儿溶血病血浆游离抗体试验，由于新生儿体内IgG类血型抗体来自于母亲，而且母亲血浆中抗体效价一般高于新生儿，血浆量也多，可用母亲血浆代替新生儿血浆与谱细胞反应。

实验六　热放散试验

一、实验原理

由于母婴ABO血型不合，母体产生相应的抗A（或B）的IgG抗体，经过胎盘进入胎儿体内，与胎儿红细胞发生特异性抗原抗体反应，结合在胎儿红细胞上形成致敏红细胞，致敏红细胞经过热放散作用可将结合的抗体游离下来，与试剂红细胞反应可以检测患儿体内是否含有来自母体的IgG类抗体。

二、实验材料、试剂与仪器

1. 待检标本　新生儿全血3～5ml，分离出血清和红细胞。洗涤红细胞4次。尽量去除上清液，余下的新生儿压积红细胞备用。

2. 试剂　多特异性抗球蛋白试剂、2%～5%（A、B、O、AB）指示红细胞、生理盐水。

3. 器材　试管、滴管、37℃水浴箱、56℃水浴箱、台式离心机、光学显微镜。

三、操作步骤

（1）用生理盐水洗涤待放散的红细胞至少6次，制备压积红细胞，保留最后一次上清作为对照。

（2）1ml压积红细胞中加入1ml 3% w/v牛血清白蛋白盐水缓冲液，56℃条件下置低速振荡器上，水浴10min。

（3）孵育完毕，尽快以3000r/min（1000g）离心3min，将红细胞和上清液完全分开，并立即将上清移至一个洁净的试管中。

（4）检测放散液：用末次上清作对照，取5支试管编号，按表5-6加样，混匀，3000r/min（1000g）离心15s，观察凝集，如仍无凝集，用间接抗球蛋白法检测。

表5-6 热放散试验

试管编号	放散液	末次洗涤上清	5%A 型红细胞	5%B 型红细胞	5%O 型红细胞	5%AB 型红细胞
1	100μl	—	50μl	—	—	—
2	100μl	—	—	50μl	—	—
3	100μl	—	—	—	50μl	—
4	—	100μl	—	—	50μl	—
5	—	100μl	—	—	—	50μl

四、结果分析

出现凝集则为阳性，释放出相应的红细胞抗体。

本案例中热放散试验阳性。

对于 ABO 新生儿溶血病引起的新生儿溶血的确诊依据需要结合红细胞直接抗体试验、血浆游离抗体试验、红细胞抗体热放散试验均阳性进行综合判断，结果见表 5-7。

表5-7 ABO系统血型不合的新生儿溶血病检查结果判定表

直接抗体实验	游离抗体实验	热放散实验	结论
–	–	–	未能证实新生儿溶血病
+	–	–	疑为新生儿溶血病
–	+	–	疑为新生儿溶血病
–	–	+	证实为新生儿溶血病
+	–	+	证实为新生儿溶血病
+	+	–	证实为新生儿溶血病
–	+	+	证实为新生儿溶血病
+	+	+	证实为新生儿溶血病

实验七 乙醚放散试验

一、实验原理

RhD 阴性血的母亲，初次妊娠 RhD 阳性血胎儿后，会在体内产生 RhD 抗体，再次妊娠时母亲体内的 IgG 类抗体可以经过胎盘进入胎儿体内，与胎儿红细胞发生特异性抗原抗体反应，结合在胎儿红细胞上形成致敏红细胞，致敏红细胞经过乙醚放散作用可将结合的抗体游离下来，与试剂红细胞反应可以检测患儿体内是否含有来自于母体的 IgG 抗 D 抗体。

二、实验材料、试剂与仪器

1. 待检标本 新生儿全血 3～5ml，分离出血清和红细胞。洗涤红细胞 4 次。尽量去除上清液，余下的新生儿压积红细胞备用，上层末次洗涤液备用作对照。

2. 试剂 乙醚（分析试剂）、AB 型血清、生理盐水、已知 Rh 血型的红细胞（CcdEE、CcdEe、

ccdee/CCDee、ccDEE、ccDee）。

3. 器材 试管、滴管、37℃水浴箱、56℃水浴箱、台式离心机、光学显微镜。

三、操作步骤

⑴取洗涤后新生儿压积红细胞 1～2ml 于试管中，加等体积的 AB 型血清或生理盐水，2 倍体积的乙醚，颠倒混匀 10min，3000r/min 离心 5min。

⑵离心即分为三层，上层乙醚，中层红细胞基质，下层深红色即为放散液。

⑶吸取放散液至洁净试管中，如果浑浊，可再离心一次后收集。

⑷将放散液置于 37℃水浴箱中孵育 0.5h，除尽乙醚，检测放散液，末次洗洗涤液上清作对照。

⑸用间接抗球蛋白试验检测是否含有抗 D 抗体。

四、结果分析

Rh 血型抗 D 抗体，放散液与 CcdEE、CcdEe、ccdee 细胞不凝集；与 CCDee、ccDEE、ccDee 均出现凝集，证明该放散液中含 IgG 抗 D 抗体。

本案例均不出现凝集：IgG 抗 D 抗体阴性。

五、注意事项

⑴放散过程中，要完全除去有机溶剂，否则会影响实验结果的判断。

⑵待放散细胞在放散之前必须彻底洗涤干净，除去残留的血清和抗体。

⑶放散液中抗体不稳定，应尽快进行鉴定，或用无抗体的 AB 型血清或牛血清白蛋白保存。

【案例结论分析】 经检测，母亲血型为 O 型 RhD 阳性，患儿血型确定为 A 型 RhD 阳性；新生儿溶血病检查项目中，ABO 血型系统直接抗球蛋白试验、血浆游离抗体试验、热放散试验均阳性，因此该患儿的诊断符合 ABO 新生儿溶血病。对于 ABO 新生儿溶血病贫血的患儿输血治疗目前采用 O 型、RhD 血型与患儿同型的洗涤红细胞加 AB 型血浆进行联合输注。本案例中患儿输血可选择 O 型 RhD 阳性红细胞加 AB 型血浆。

【案例 3】 患者，男，34 岁。

主诉：双下肢多个出血点，乏力，食欲缺乏，加重 2 天。

现病史：患者双下肢散在多个出血点，浑身乏力，食欲缺乏，加重 2 天，来我院就诊，大小便正常，精神状态尚可。

既往史：患者再生障碍性贫血病史 3 年，血型 O 型，RhD 阳性。有多次输血史，无输血反应。否认高血压、糖尿病等慢性病史，否认肝炎、结核病等传染病及接触史，预防接种史不详，无外伤及药物过敏史。

个人史：生于原籍，久居原籍，长期饮用生活水，否认疫区、疫水接触史。

家族史：父母体健。无家族遗传病史。

体格检查：T 36.8℃，P 68 次/分，R 20 次/分，BP 80/120mmHg。青年，发育正常，营养中等，面色苍白。双上肢无出血点，浅表淋巴结无肿大。

实验室检查：

血型 O 型，RhD 阳性。

血常规：RBC 2.80×10^{12}/L，Hb 55g/L，WBC 1.6×10^{9}/L，PLT 66×10^{9}/L。

ALT 6.7U/L，HBsAg(−)，Anti-HCV(−)，Anti-HIV1/2(−)，梅毒阴性。

初步诊断：再生障碍性贫血。

为提升机体血红蛋白含量，申请输注滤白悬浮红细胞，输血前检测时，发现与同型 O 型血交叉配血时，盐水法、凝聚胺法、抗人球蛋白法均出现主侧管有凝集，次侧管无凝集。

【问题】 为查明原因，为患者筛选配合型的红细胞应做哪些实验室检查？

【解析】 再生障碍性贫血简称再障，是一组由多种病因导致的骨髓造血功能衰竭综合征，以骨髓造血细胞增生减低和外周血全血细胞减少为主要特征，临床表现为贫血、出血和感染。对于再障的治疗主要包括疾病针对性目标治疗和支持治疗。目标治疗则是补充和替代极度减少和受损的造血干细胞；支持治疗的目的是预防和治疗血细胞减少相关的并发症，针对临床症状进行对症治疗，尤其是贫血需要反复多次输注红细胞，血小板减少有出血症状需输注血小板。因多次反复输注血液成分患者体内极易产生不规则抗体。

不规则抗体的主要临床意义是引起溶血性输血反应。不规则抗体在正常人群中的检出率为 0.3%～2.0%，而在特殊人群(有输血史、孕妇、新生儿溶血病等)中的检出率高达 11.32%。一旦输注不相合血液，患者会出现发热、贫血、黄疸和血红蛋白尿等症状，严重时甚至危及患者生命。

该患者交叉配血不相合，首先考虑血型是否正确，对患者的 ABO 血型和 RhD 血型进行重新鉴定，对供血者血型进行复核；患者有多次输血史，极有可能存在不规则抗体，故有必要对患者进行红细胞不规则抗体的筛查与鉴定；患者红细胞做直接抗人球蛋白试验；患者血清做血型抗体效价测定等试验；如需输血，需选择无相应抗原的供血者血样做输血前交叉配合试验，选取凝集最弱的红细胞，少量多次，缓慢输注。

实验八　红细胞不规则抗体鉴定试验

一、实 验 原 理

对筛选阳性的待检者应进一步检查其抗体特异性。根据谱细胞(1～11 号共 11 个鉴定细胞)与待检者三种介质(盐水、酶、抗球蛋白)中反应的结果加以判定。

二、实验材料、试剂与器材

1. 标本 待检血浆或血清、5%待检者红细胞盐水悬液。

2. 试剂 抗体鉴定谱细胞(1～11 号共 11 个鉴定细胞)、生理盐水、1%菠萝蛋白酶、抗球蛋白试剂。

3. 器材 台式离心机、37℃水浴箱。

三、操作步骤

(1)取试管 36 支分成三排，每排 12 支做好标记，每支试管加待检者血清 1 滴，每排 1～11 支试管依次加入 1～11 号抗体鉴定谱细胞 1 滴，第 12 支加待检者 5%红细胞悬液 1 滴。

(2)第二排试管各加 1%菠萝蛋白酶 1 滴。

(3)将第二、三排 24 支试管置于 37℃水浴箱孵育 30min。

(4)介质

1)盐水介质：第一排试管以 3000r/min(1000g)离心 15s，轻轻摇动试管，肉眼观察有无凝集结果，记录反应情况。

2)酶介质：从水浴箱中取出试管，第二排 12 支试管 3000r/min(1000g)离心 15s，轻轻摇动试管，肉眼观察有无凝集，记录反应结果。

3)抗球蛋白介质：第三排试管用生理盐水洗涤 3 次，各加抗球蛋白试剂 1 滴，3000r/min(1000g)离心 15s，轻轻摇动试管，肉眼观察有无凝集，记录反应情况。

四、结果分析

待检者自身血清加自身红细胞管无凝集；1～11 号鉴定谱细胞出现(±)～(++++)凝集者为阳性结果。不规则抗体鉴定谱红细胞见表 5-8，根据反应格局，结合待检者红细胞表型分析，可推断抗体特异性。

表5-8　不规则抗体鉴定谱红细胞表

序号	Rh					Kidd		MNSs					Duffy		Diego		Xg	Kell		Lewis		P	Lutheran	
	D	C	E	c	e	JK^a	JK^b	M	N	S	s	Mur	Fy^a	Fy^b	Di^a	Di^b	Xg^a	K	k	Le^a	Le^b	P_1	Lu^a	Lu^b
1	+	+	0	0	+	0	+	+	+	+	+	0	+	0	0	+	0	0	+	0	+	+	0	+
2	+	0	+	+	0	0	+	0	+	0	+	0	+	0	0	+	+	0	+	0	+	0	0	+
3	+	+	0	+	+	+	0	+	+	0	+	0	+	0	0	+	/	0	+	+	+	+	0	+
4	+	0	+	+	+	+	0	+	0	0	+	0	+	0	0	+	/	0	+	0	+	0	+	+
5	+	0	0	+	+	0	+	+	+	+	+	0	+	0	0	+	0	0	+	0	0	0	0	+
6	+	+	+	0	+	+	+	+	0	/	+	0	+	0	0	+	+	0	+	+	+	0	0	+
7	+	+	+	+	0	+	+	+	0	0	+	0	+	0	0	+	+	0	+	0	+	0	0	+
8	0	+	0	+	+	+	+	+	+	0	+	0	+	0	0	+	+	0	+	0	+	0	0	+
9	0	0	+	+	+	+	+	0	+	0	+	0	+	0	0	+	/	0	+	0	+	0	0	+
10	0	0	0	+	+	+	0	+	+	0	+	+	+	0	0	+	/	0	+	0	+	0	0	+
11	+	+	+	+	+	0	+	0	+	+	+	0	+	0	+	+	/	0	+	+	+	+	0	+
自身对照																								

注：+凝集；0 无凝集；/无相关抗原

本案例中，10 号筛查细胞出现凝集，其他细胞无凝集：患者体内 Mur 抗体阳性。

五、注意事项

(1)待检者自身血清加自身红细胞管无凝集，若出现凝集则提示可能存在自身免疫性抗体；

近期输过血的患者，自身红细胞出现凝集还应考虑同种抗体。

(2)(±)～(++++)凝集为阳性结果，表示待检者血清中存在不规则抗体。

(3)无凝集，表示待检者血清中无不规则抗体。

(4)酶或抗球蛋白介质出现凝集，而盐水介质无凝集，提示不规则抗体为IgG类。

(5)抗体鉴定应有的参考资料：被检者的血型，包括ABO、Rh血型及其他必需的血型；既往输血史及妊娠史；诊断，尤其是自身免疫性溶血性贫血；药物治疗史；如果以往曾做过血型鉴定，应进一步了解实验方法、实验温度、红细胞受酶处理的影响、与随机供血者红细胞阳性反应的频率和强度、实验时有无溶血现象及剂量效应等。

实验九　红细胞直接抗球蛋白试验

一、实 验 原 理

直接抗球蛋白试验，是检测红细胞在体内是否被不完全抗体和(或)补体致敏的一种方法。不完全抗体在体内与相应的红细胞抗原结合(致敏)，当加入抗球蛋白试剂后，可出现肉眼可见的凝集反应。

二、实验材料、试剂与器材

1. 标本　抗凝的待检血液。

2. 阳性对照　用IgG抗D致敏的5% RhD阳性红细胞悬液。

3. 阴性对照　正常人5% RhD阳性红细胞悬液。

4. 试剂　多抗球蛋白试剂、单特异性抗球蛋白试剂(抗IgG、抗C_3)、生理盐水。

5. 器材　台式离心机、光学显微镜、一次性塑料滴管、试管、试管架、记号笔。

三、操 作 步 骤

(1)待检标本5%红细胞悬液配置：取2滴待检抗凝全血标本，用生理盐水洗涤3次，末次洗涤后，将上清液全部倒出，尽量吸干，用生理盐水配成5%的红细胞悬液。

(2)标记3支试管：待检管、阴性对照管、阳性对照管。按照表5-9加各反应物。

表5-9　直接抗球蛋白试验

反应物	待检管(滴)	阴性对照管(滴)	阳性对照管(滴)
5%待检标本红细胞悬液	1	—	—
5%阴性对照红细胞悬液	—	1	—
5%阳性对照红细胞悬液	—	—	1
多特异性抗球蛋白试剂	1	1	1

(3)混匀，3000r/min，离心15s，肉眼观察有无凝集，必要时显微镜检，并记录反应结果。

(4)如果使用多特异性抗球试剂或抗C_3抗球蛋白试剂，将未出现反应的试管置37℃，孵育5min，再离心，观察有无凝集。

(5)实验结果为阴性时，按试剂说明书要求验证阴性结果的正确性：加1滴IgG致敏5%红细胞悬液于未出现凝集的试管中，3000r/min，离心 15s，肉眼观察有无凝集，记录结果。

四、结果分析

(1) 阳性对照凝集，阴性对照不凝集，待检红细胞凝集者为阳性，不凝集则为阴性。

(2) 若加入多特异性抗球蛋白试剂，结果为阳性者，继续用单特异性抗球蛋白试剂(抗 IgG、抗 C_3) 进行试验，确定红细胞是被 IgG 致敏，还是被补体 C_3 致敏。实验方法与多特异性抗球蛋白试剂相同。

(3) 直接离心或经温育后离心出现凝集均为阳性。IgG 致敏的红细胞经常是直接离心就出现凝集，而补体包被的细胞常在温育后容易出现凝集。

(4) 若待检标本红细胞有自身凝集，应在检测前先解决红细胞自身凝集问题。

(5) 在第五步中，加入 IgG 致敏的红细胞，应该出现凝集，若仍未凝集表示阴性结果无效，应重做实验。

(6) 抗人球蛋白试验阴性并不一定说明红细胞未被致敏。

本案例直抗试验阳性。

五、注意事项

(1) 标本采集后应尽快进行实验，实验延迟或中途停止可能会使抗体从细胞上释放出来。

(2) 待检红细胞至少洗涤 3 次，去除红细胞悬液中混杂的血清蛋白，防止假阴性结果。

(3) 离心时间和离心力要按标准操作。

(4) 若要了解体内致敏红细胞的免疫球蛋白类型，可分别用抗 IgG、抗 IgM 或抗 C_3 单特异性抗球蛋白试剂进行实验。

(5) 红细胞上若吸附抗体较少，自身免疫性溶血性贫血直接抗球蛋白实验结果可呈阴性。

(6) 全凝集血、冷凝集血或脐血标本，实验前应充分洗涤，防止假阳性结果。

实验十 血型抗体效价测定

一、实验原理

血型抗体效价测定是测定血清中血型抗体浓度的半定量方法。将待检血浆或血清进行连续倍比稀释，与选定的红细胞反应，以肉眼可观察到 1+凝集强度的最高稀释倍数的倒数来表示效价，如最高稀释倍数为 1∶128，则抗体效价为 128。

二、实验材料、试剂与器材

1. 标本 待检血清(浆)。

2. 试剂 5% A 或 B 抗原的红细胞悬液、生理盐水。

3. 器材 移液管、台式离心机、试管、试管架。

三、操 作 步 骤

(1)标记 10 支小试管(如 1，2，3，…，10)，除第一管外，其他试管各加 1ml 生理盐水。

(2)在第一、二试管中各加 1ml 待检血清。

(3)将第二管混匀后，移出 1ml 血清稀释液至后一管。

(4)用相同的方法继续倍比稀释直至最后一管，从最后一管中取出 1ml 血清稀释液丢弃。最后获得血清稀释度分别为 1∶1，1∶2，1∶4，…，1∶512。

(5)另标记 10 支小试管，将每一个稀释度的血清分别加 100μl 在标记的试管中，各加 1 滴 5% A 或 B 抗原的红细胞悬液。

(6)混匀，3000r/min(1000g)离心 15s，肉眼观察结果。

四、结 果 分 析

肉眼观察凝集为 1+的最高稀释度的倒数就是效价。如果最高稀释度的凝集强度仍＞1+，需继续稀释。

本案例中患者在 1∶64 管中出现凝集。

五、注 意 事 项

(1)效价测定是半定量技术，技术不稳定会影响结果，因此，实验操作应尽量统一，孵育时间、温度，以及离心时间、速度要统一。

(2)在效价对比实验中，技术上的差异或内在生物变异性可使两次实验的结果产生正负一个稀释倍数的差异，如抗体效价为 32 时，重复实验的最高稀释度可能是 1∶32，也可能为 1∶64 或 1∶16，故至少应有 3 个或 3 个以上稀释倍数的差异才具有意义。

(3)前带现象可以引起第一管的反应比稀释度更高的反应弱一些，看结果时最好从最高稀释度开始。

(4)稀释液的体积越小，可能产生的误差越大。如果可能，可以增大稀释液体积；如果一种血清要分别和几种红细胞进行实验，要将血清做总稀释，然后吸等量稀释液到所需的不同试管中，以缩小实验误差。

(5)效价和评分有时也用来评价抗原的强弱和不同实验方法的差异。

(6)血型抗体在同一个体中可以有 IgM 和 IgG 同时存在，需先将 IgM 破坏，辅以抗球蛋白实验，就可以进行 IgG 抗体效价测定。

【案例结论分析】 经检测，该患者血型为 O 型 RhD 阳性，直抗实验阳性，患者自身血清加自身红细胞管无凝集，不规则抗体试验阳性；抗体鉴定试验证实为由抗 Mur 引起的不规则抗体引发的交叉配血困难。

本案例中患者如需输血应做不规则抗体效价检测，并筛选 Mur 阴性献血者进行交叉配合试验。

【案例4】 患者，男，64岁。

主诉：确诊慢性吉兰-巴雷综合征16个月，双肩、上臂、大腿无力，无感觉，呼吸困难加重5天。

现病史：患者16个月前确诊为慢性吉兰-巴雷综合征，给予扩血管、营养神经、激素冲击、丙种球蛋白免疫抑制免疫治疗，效果不佳。发病以来食欲不佳，精神不振，体重减轻3kg。

既往史：吉兰-巴雷综合征病史16个月，血型A型，RhD阳性。无输血史。否认高血压、糖尿病等慢性病史，否认肝炎、结核病等传染病及接触史，预防接种史不详，无外伤及药物过敏史。

个人史：生于原籍，久居原籍，长期饮用生活水，否认疫区、疫水接触史。

家族史：无家族遗传病史。

体格检查：T 36.8℃，P 68次/分，R 28次/分，BP 89/128mmHg。老年，发育正常，营养中等。体重73kg，身高175cm。双肩、上臂、大腿肌对称性无力，抵抗力下降，感觉障碍，浅表淋巴结无肿大。

实验室检查：

血型为A型，RhD阳性。

血常规：Hb 153g/L，HCT 47%，PLT 289×10^9/L，单核细胞、淋巴细胞计数比例增高。

流式细胞术检测示Tc比例升高。补体C_3 419 mg/L；肝肾功能正常；Coombs实验阴性。ALT 6.7U/L，HBsAg(–)；Anti-HCV(–)，Anti-HIV1/2(–)，梅毒(–)。

初步诊断：慢性吉兰-巴雷综合征。

【问题】 患者症状复发作，激素及丙种球蛋白治疗效果欠佳，有血浆置换的指征，神经内科医生申请进行血浆置换治疗，应进行哪些项目检测？

【解析】 吉兰-巴雷综合征又称格林-巴利综合征，是以周围神经和神经根的脱髓鞘病变及小血管炎性细胞浸润为病理特点的自身免疫性周围神经病，经典型的吉兰-巴雷综合征又称为急性炎症性脱髓鞘性多发性神经病，临床表现为急性对称性弛缓性肢体瘫痪。吉兰-巴雷综合征患者进行血浆置换可清除特异的周围神经髓鞘抗体和血液中其他可溶性蛋白。重症吉兰-巴雷综合征病情发展迅速凶猛，如不积极、及时采取急救措施常会危及生命，死亡率很高，且目前尚无有效的治疗药物。血浆置换可以有效去除患者血液中的某些物质如免疫复合物、免疫活性细胞或抗体等致病成分，可以缓解病情，利于临床用药治疗，度过危险期，也可以巩固疗效，减少复发。

进行血浆置换前需要确认复核患者ABO血型、RhD血型；将患者红细胞与供血者血浆进行次侧交叉配血选择合适的血浆。

实验十一 血浆置换

一、实验原理

血浆置换(plasma exchange，PE)是一种用来清除血液中大分子物质的血液净化疗法。其基本过程是将患者血液经血泵引出，经过血浆分离器，分离血浆和细胞成分，去除致病血浆或选择性地去除血浆中的某些致病因子，然后将细胞成分、净化后血浆及所需补充的置换液输回体内。血浆置换包括单重血浆置换、双重血浆置换(double filtration plasmapheresis，FPP)。单重血浆置换是利用离心或膜分离技术分离并丢弃体内含有高浓度致病因子的血浆，同时补充同等体积的新鲜冰冻血浆或新鲜冰冻血浆加少量白蛋白溶液。双重血浆置换是使血浆分离器分离出来的血浆再通过膜孔径更小的血浆成分分离器，将患者血浆中相对分子质量远远大于白蛋白的致病因子，如免疫球蛋白、免疫复合物、脂蛋白等丢弃，并将含有大量白蛋白的血浆成分回输至体内，它可以利用不同孔径的血浆成分分离器控制血浆蛋白的除去范围。

二、操 作 步 骤

由于血浆置换存在不同的治疗模式，并且不同的设备其操作程序也有所不同，应根据不同的治疗方法，按照机器及其所用的管路、血浆分离器或血浆成分分离器等耗材的相关说明书进行，主要程序如下：

(一)总体流程

治疗前评估→制订血浆置换治疗方案→建立血管通路→确定治疗处方→物品准备及核对→血浆置换治疗→并发症处理。

1. 治疗前评估

(1)医院资质建议双重血浆置换在三级甲等医院进行。

(2)常规检查血常规、出凝血指标、血清白蛋白、血清球蛋白、血电解质(钠、钾、氯、钙、磷)、肝功能、肾功能及与原发病相关的指标等。

(3)由有资质的肾脏专科医师负责综合评估患者适应证和禁忌证，确定是否应进行血浆置换及其治疗模式。

(4)向家属和(或)患者交代病情，签署知情同意书。

2. 确定治疗处方

(1)血浆置换频度取决于原发病、病情的严重程度、治疗效果及所清除致病因子的相对分子质量和血浆中的浓度，应个体化制订治疗方案，一般血浆置换疗法的频度是间隔 1～2 天，一般 5～7 次为 1 个疗程。

(2)血浆置换剂量：单次置换剂量以患者血浆容量的 1～1.5 倍为宜，不建议超过 2 倍。

1)患者的血浆容量可以按照下述公式进行计算和估计：

$$血浆容量=(1-血细胞比容)\times[b+(c\times体重)]$$

式中，血浆容量的单位：ml；体重的单位：kg；b 值：男性为 1530，女性为 864；c 值：男性为 41，女性为 47.2。

2)循环血浆量也可以用下列公式计算：

$$循环血量=患者体重(kg)\times 70ml$$

$$循环血浆=循环血量\times[(1.0-HCT)\times 0.91]$$

(3)抗凝治疗前需对患者凝血状态进行评估选择合适的抗凝药物、抗凝方案：

1)普通肝素一般首剂量为 0.5～1.0mg/kg，追加剂量为 10～20mg/h，间歇性静脉注射或持续性静脉输注(常用)；预期结束前 30min 停止追加。实施前给予 4mg/dl 肝素生理盐水预冲、保留灌注 20min 后，再给予生理盐水 500ml 冲洗，有助于增强抗凝效果。肝素剂量应依据患者的凝血状态个体化调整。

2) 低分子肝素一般选择 60～80U/kg，推荐在治疗前 20～30min 静脉注射，无需追加剂量。同样，肝素生理盐水预冲有助于增强抗凝效果(方法同上)。

3) 出血风险高的患者，也可在监测 APTT 下，给予阿加曲班。对抗凝治疗进行监测并随时处理并发症。

(4) 置换液的种类

1) 晶体液：生理盐水、葡萄糖生理盐水、林格液，用于补充血浆中各种电解质的丢失。晶体液的补充一般为丢失血浆的 1/3～1/2，为 500～1000ml。

2) 血浆制品：新鲜血浆、新鲜冰冻血浆、纯化的血浆蛋白，这些血浆制品含有大部分凝血因子、白蛋白和免疫球蛋白，对于存在有凝血因子缺乏或其他因子缺乏的患者，可考虑使用。新鲜冰冻血浆含枸橼酸盐，治疗过程中需补充钙剂。

3) 人白蛋白溶液：常用浓度为 4 %～5 %，白蛋白中钾、钙、镁浓度均较低，应注意调整，以免引起低钾和(或)低钙血症；尤其是应用枸橼酸钠抗凝者，更应注意避免低钙血症的发生。

4) 其他低分子右旋糖酐、凝胶和羟乙基淀粉等合成的胶体替代物，可减少治疗的费用；但在体内的半衰期只有数小时，故总量不能超过总置换量的 20%，并应在治疗起始阶段使用，适用于高黏滞血症。

3. 物品准备及核对

(1) 按医嘱准备血浆分离器、血浆成分吸附器、专用血液吸附管路并核对其型号；准备生理盐水、葡萄糖溶液、抗凝剂、配置含有抗凝剂的生理盐水；准备体外循环用的必须物品：如止血钳、注射器、手套等。

(2) 常规准备地塞米松、肾上腺素等急救药品和器材。

(二) 操作程序

1. 血浆置换前准备

(1) 准备并检查设备运转情况：按照设备出厂说明书进行。

(2) 按照医嘱配置置换液。

(3) 查对患者姓名，检查患者的生命体征并记录。

(4) 给予患者抗凝剂。

(5) 根据病情需要确定单重或双重血浆置换。

2. 单重血浆置换流程

(1) 开机，机器自检，按照机器要求进行管路连接，预冲管路及血浆分离器。

(2) 根据病情设置血浆置换参数；设置各种报警参数。

(3) 置换液的加温：血浆置换术中患者因输入大量液体，如液体未经加温输入后易致畏寒、寒战，故所备的血浆等置换液需经加温后输入，应干式加温。

(4) 血浆置换治疗开始时，全血液速度宜慢，观察 2～5min，无反应后再以正常速度运行。通常血浆分离器的血流速度为 80～150ml/min。

(5) 密切观察患者生命体征，包括每 30min 测血压、心率等。

(6) 密切观察机器运行情况，包括全血流速、血浆流速、动脉压、静脉压、跨膜压变化等。

(7) 置换达到目标量后回血，观察患者的生命体征，记录病情变化及血浆置换治疗参数和结果。

3. 双重血浆置换流程

(1) 开机，机器自检、按照机器要求进行血浆分离器、血浆成分分离器、管路、监控装置安装连接，预冲。

(2) 根据病情设置血浆置换参数、各种报警参数：如血浆置换目标量、各个泵的流速或血浆分离流量与血流量比率、弃浆量和分离血浆比率等。

(3) 血浆置换开始时，全血液速度宜慢，观察 2～5min，无反应后再以正常速度运行。通常血浆分离器的血流速度为 80～100ml/min，血浆成分分离器的速度为 25～30ml/min。

(4) 密切观察患者生命体征，包括每 30min 测血压、心率等。

(5) 密切观察机器运行情况，包括全血流速、血浆流速、动脉压、静脉压、跨膜压和膜内压变化等。

(6) 血浆置换达到目标量之后，进入回收程序，按照机器指令进行回收，观察并记录患者的病情变化、治疗参数、治疗过程及结果。

三、并发症及处理

(1) 过敏和变态反应：大量输入异体血浆所致，表现为皮疹、皮肤瘙痒、畏寒、高热，严重者出现过敏性休克。可在血浆输入前适量应用糖皮质激素预防；出现上述症状时减慢或停止血泵，停止输入可疑血浆或血浆成分，予以糖皮质激素、抗组胺类药物治疗，出现过敏性休克者按休克处理。

(2) 低血压：与置换液补充量不足、血管活性药物清除或过敏反应有关，根据不同的原因进行相应处理，考虑置换液补充量不足者，应正确计算需要补充的血浆量，治疗开始时，减慢放血速度，阶梯式增加，逐渐至目标流量，对于治疗前已经有严重低蛋白血症者，根据患者情况可酌情使用人血白蛋白、血浆，以提高血浆胶体渗透压，增加有效血容量，管路用生理盐水预充。考虑血管活性药物清除所致者，必要时适量使用血管活性药物，考虑过敏者按过敏处理。

(3) 溶血：查明原因，予以纠正，特别注意所输注血浆的血型，停止输注可疑血浆；应严密监测血钾，避免发生高血钾等。

(4) 重症感染：在大量使用白蛋白置换液进行血浆置换时，导致体内免疫球蛋白和补体成分缺乏。高危患者可适量补充新鲜血浆或静脉注射大剂量免疫球蛋白。

(5) 血行传播病毒感染:主要与输入血浆有关，患者有感染肝炎病毒和人免疫缺陷病毒的潜在危险。

(6) 出血倾向：血浆置换过程中血小板破坏、抗凝药物过量或大量使用白蛋白置换液置换血浆导致凝血因子缺乏。对于高危患者及短期内多次、大量置换者，必须补充适量新鲜血浆。

(7) 注意观察与抗凝剂和血管通路相关的并发症，及时进行处理。

四、适应证及禁忌证

（一）适应证

(1) 风湿免疫性疾病：系统性红斑狼疮（尤其是狼疮性脑病）、难治性类风湿性关节炎、系统性硬化症、抗磷脂抗体综合征等。

(2) 免疫性神经系统疾病：重症肌无力、急性炎症性脱髓鞘性多发性神经病、肌无力综合征、多发性硬化病、慢性炎症性脱髓鞘性多发性神经病等。

(3) 消化系统疾病：重症肝炎、严重肝衰竭、肝性脑病、胆汁淤积性肝病、高胆红素血症等。

(4) 血液系统疾病：多发性骨髓瘤、高 γ-球蛋白血症、冷球蛋白血症、高黏滞综合征（巨球蛋白血症）、血栓性微血管病[血栓性血小板减少性紫癜/溶血性尿毒性综合征（TTP/HUS）]、新生儿溶血性疾病、白血病、淋巴瘤、重度血型不合的妊娠等。

(5) 肾脏疾病：抗肾小球基底膜病、急进性肾小球肾炎、难治性局灶节段性肾小球硬化症、系统性小血管炎、重症狼疮性肾炎等。

(6) 器官移植：器官移植前去除抗体（ABO 血型不兼容移植、免疫高致敏受者移植等）、器官移植后排斥反应。

(7) 自身免疫性皮肤疾病：大疱性皮肤病、天疱疮、类天疱疮、中毒性表皮坏死松解症、坏疽性脓皮病等。

(8) 代谢性疾病：纯合子型家族性高胆固醇血症等。

(9) 药物中毒：药物过量（如洋地黄中毒等）、与蛋白结合的毒物中毒。

(10) 其他：浸润性突眼等自身免疫性甲状腺疾病、多脏器衰竭等。

（二）禁忌证

无绝对禁忌证，相对禁忌证包括：

(1) 对血浆、人血白蛋白、肝素等有严重过敏史者。

(2) 药物难以纠正的全身循环衰竭。

(3) 非稳定期的心、脑梗死。

(4) 颅内出血或重度脑水肿伴有脑疝。

(5) 存在精神障碍而不能很好配合治疗者。

【案例结论分析】 经确认，患者血型为 A 型 RhD 阳性，按公式：血浆容量=(1−血细胞比容)×[b+(c×体重)]，选择 A 型 RhD 阳性血浆 2400ml，进行血浆置换，血浆置换过程中未出现输血不良反应，患者临床症状明确改善。

（官旭俊　刘胜男）

第六章　临床血液学检验案例分析

【案例1】　患者，女，40岁，已婚。

主诉：间断头晕、乏力1年余，近2个月病情加重伴面色苍白、心悸。

现病史：患者入院前1年无明显诱因出现间断头晕、乏力，无头痛、恶心、呕吐、耳鸣、视力下降、视物旋转、复视等伴随症状，无腹痛、呕血、黑便、尿色加深等表现，未行药物治疗，近2个月自觉上述症状逐渐加重。为进一步治疗，于3天前到本院血液科门诊就诊。患者自发病以来进食正常，不挑食。睡眠好，体重无明显变化。无鼻出血和齿龈出血。

既往史：慢性胃炎病史，无药物过敏史，无传染病史，无重大外伤及手术史，无输血史。结婚15年，配偶健康，月经正常。无偏食、素食、异食癖，平素不饮茶及咖啡。

体格检查：T 36.5℃，P 106次/分，R 20次/分，BP 120/75mmHg。一般状态好，贫血貌，皮肤黏膜无出血点，浅表淋巴结不大，巩膜无黄染，舌乳头正常，心肺无异常，肝脾不大。胸骨无压痛，双肺呼吸音清，未闻及啰音。心率正常，律齐有力，未闻及病理性杂音。腹软，无压痛及反跳痛，肝脾未及，移动性浊音(–)，脊柱四肢无畸形，双下肢无水肿。生理反射存在，病理反射未引出。

实验室检查：

血常规：Hb 99g/L，RBC 4.80×10^{12}/L，MCV 63.8 fl，MCH 20.6 pg，MCHC 324g/L，HCT 30.6%，RDW 18%，PLT 235×10^{9}/L，MPV 9.8 fl，PDW 15.4%，WBC 5.6×10^{9}/L。

外周血涂片红细胞以小红细胞为主，部分红细胞中心淡染区扩大，白细胞分类：N 66%，L 25%，M 7%，E 2%。

尿常规：无异常。

粪便常规及粪便隐血试验(–)。

血清铁7.5μmol/L(9～27μmol/L)。

初步诊断：缺铁性贫血。

【问题】　为明确诊断，应进一步做哪些实验室检查？

【解析】　从患者血常规检查结果可以看出，患者Hb低，MCV、MCH降低，可判断为小细胞低色素性贫血。小细胞低色素性贫血临床常见病因有缺铁性贫血、慢性失血、珠蛋白生成障碍性贫血等。实验室检查血清铁含量降低，再结合患者慢性胃炎病史，可初步考虑为缺铁性贫血。为明确诊断，应进一步做血清铁蛋白或总铁结合力测定，必要时还可做骨髓涂片检查和铁染色。

缺铁性贫血(iron deficiency anemia，IDA)是因机体铁的需要量增加和(或)铁吸收减少使体内储存铁耗尽而缺乏，又未能得到及时补充，导致合成血红蛋白的铁不足而引起的贫血。缺铁性贫血形态上表现为小细胞低色素性贫血。血清铁蛋白含量能准确反映体内储存铁的情况，与骨髓铁染色结果有良好的相关性。血清铁蛋白减少只发生于铁缺乏期，且在铁缺乏早期就出现异常，是诊断缺铁性贫血比较敏感的方法之一。

实验一　血清铁蛋白检测

一、实验原理

血清铁蛋白检测在临床上常采用电化学发光免疫学方法。将血清铁蛋白（待测抗原）和生物素化的抗铁蛋白单克隆抗体与钌（Ru）标记的抗铁蛋白特异性单克隆抗体一起反应形成抗原抗体夹心复合物。添加包被链霉亲和素的磁珠微粒。该复合物通过生物素和链霉素之间的反应结合到微粒上。将反应液吸入测量池中，通过电磁作用将磁珠吸附在电极表面。未与磁珠结合的物质通过ProCell被去除。给电极加以一定的电压，使复合体化学发光，并通过光电倍增器测量发光强度。仪器自动通过2点校正的定标曲线和试剂条形码提供的主曲线计算得到血清铁蛋白的检测结果。

二、实验材料、试剂与仪器

血清样本、铁蛋白试剂盒、电化学发光免疫分析仪。

三、操作步骤

（1）用标准真空采血管采集静脉血3ml，分离血清。

（2）将铁蛋白试剂盒放到电化学发光免疫分析仪内定标并做好室内质量控制。

（3）将血清标本放到电化学发光免疫分析仪上进行检测。

四、结果分析

血清铁蛋白正常参考范围：13～150μg/L，本案例中患者铁蛋白浓度为6.5μg/L，说明该患者铁蛋白浓度低，患者体内储存铁缺乏，常见于缺铁性贫血早期、失血、营养缺乏和慢性失血。

五、注意事项

（1）标本采集要符合要求。

（2）试剂、样本等要平衡至室温后检测。

（3）样本要及时检测，不能放置时间过久。

【案例结论分析】　根据缺铁性贫血诊断标准：血常规结果提示小细胞低色素性贫血，血清铁＜10.7μmol/L，血清铁蛋白＜16μg/L，再结合慢性胃炎病史可诊断为缺铁性贫血。此外，为明确病因，提高治疗效果，可行胃镜检查。

【案例】2　患者，男，45岁，已婚。

主诉：发热、乏力伴皮肤瘀斑1个月、消化道出血1周。

现病史：入院前1个月出现头晕、乏力、发热（37.7～38.6℃），并有双下肢皮肤瘀斑，但未予重视。1周前出现呕血。当地医院检查示贲门处活动性出血。当地医院查血常规：WBC52.5×10^9/L，RBC 3.09×10^{12}/L，Hb 90g/L，PLT 15×10^9/L。予止血治疗后，为进一步诊治转入我院。

既往史：无传染病史，无慢性病史，无重大外伤及手术史，无输血史。结婚 22 年，配偶健康。

体格检查：T 37.9℃，P 100 次/分，R 19 次/分，BP 130/84mmHg。神志清醒，发育正常，中度贫血貌，无浅表淋巴结肿大，胸骨压痛(+)，双肺听诊未闻及干湿啰音，腹软，肝肋下 1.5cm，双下肢散在陈旧性、新鲜瘀点及瘀斑。

实验室检查：

血常规：WBC 98.5×10^9/L，RBC 3.0×10^{12}/L，Hb 88g/L，PLT 21×10^9/L。

外周血涂片：异常早幼粒细胞 72%，N 15%，L 8%，M 5%。

凝血功能检查：PT 30.5 s，APTT 48.5 s，FIB 0.75g/L，D4.2 mg/L，3P 试验阳性。

尿常规：无异常。

粪便常规：无异常，粪便隐血试验(+)。

初步诊断：急性早幼粒细胞白血病。

【问题】 为明确诊断，应进一步做哪些实验室检查？

【解析】 从血常规检查结果中可以看出患者白细胞增高、中度贫血、血小板重度减低且异常早幼粒细胞比例极高，3P 试验阳性，结合发热、明显的出血及胸骨压痛等症状，考虑为急性早幼粒细胞白血病。为明确诊断，应进一步做细胞化学染色(首选 POX 染色)检查、骨髓细胞形态学检查、骨髓染色体检查。

急性早幼粒细胞白血病(acute promyelocytic leukemia，APL)多伴有 t(15；17)(q22；q12)异常，是一种特殊类型的急性白血病，以异常早幼粒细胞为主，有粗颗粒型和细颗粒型。异常早幼粒细胞的胞质中常含有大小不等、紫红色、密集分布的嗜苯胺蓝颗粒，多分布于胞质的一端、核周围或遮盖胞核。嗜苯胺蓝颗粒 POX 染色常呈强阳性反应。

实验二　细胞化学染色检查(以 POX 为例)

一、实 验 原 理

血细胞内过氧化物酶(peroxidase，POX)氧化过氧化氢，释放出单原子氧，后者氧化联苯胺，使之变成联苯胺蓝。后者显色情况随 POX 的活力不同，其颜色也由棕黄到蓝黑色不等。

二、实验材料、试剂与仪器

1. 材料　新鲜骨髓片或血片。

2. 试剂

(1) POX Ⅰ液(含乙醇、二氨基联苯胺、亚甲基铁氰化钠、稳定剂等)。

(2) POX Ⅱ液(含过氧化氢等)。

(3) 瑞氏染色液。

(4) 擦镜纸、香柏油、二甲苯。

3. 仪器　显微镜。

三、操 作 步 骤

(1) 新鲜涂片滴加 POX Ⅰ液数滴(覆盖血膜为宜)，室温放置 1min，勿冲洗即滴加 POX Ⅱ

液数滴，充分混合后室温放置 5min，流水冲洗。

(2)滴加 95%乙醇脱色，水洗后瑞氏染色复染，复染后镜检观察结果。

四、结果分析

阴性：胞质内无沉淀物(无色)。

阳性：胞质内出现棕黄或蓝黑色沉淀物。

在本案例中，异常早幼粒细胞中充满粗大蓝黑色或棕黄色颗粒，100%呈强阳性反应，为急性早幼粒细胞白血病的诊断提供又一依据。

五、注意事项

(1)涂片应新鲜制作、厚薄适宜。

(2)若样本采集后不能及时测定，可采用 95%乙醇固定 2min 后再保存，可保存数天，亦可使用某些抗凝剂(肝素、EDTA)。

(3)样本在未染色前切勿沾有甲醇和氧化剂类试剂，以免细胞内的过氧化物酶被抑制或破坏。

(4)溶血样本不宜使用，因涂片中大量游离的血红蛋白易使背景产生难以去除的杂质颗粒。

(5)染色时加 POX Ⅱ液之后必须与 POX Ⅰ液充分混匀。

实验三 骨髓细胞染色体检查

一、实验原理

将采集到的骨髓标本接种到培养基内经 24h 培养后再收获细胞制片，经显带染色后显微镜下观察。

二、实验材料、试剂与仪器

1. 材料 专用细胞培养基、量筒、滴管、染色缸。

2. 试剂 0.075mol/L KCl、0.25%胰酶、20μg/ml 秋水仙素、吉姆萨染液、甲醇、冰醋酸。

3. 仪器 染色体图像分析系统、二氧化碳培养箱、恒温水浴箱、离心机。

三、操作步骤

1. 接种 已抽取的骨髓标本进行骨髓有核细胞计数后，按(1～3)×10^6/ml 的密度接种到 2 个专用细胞培养瓶中，将培养瓶放入 37℃、二氧化碳培养箱中培养 24h，培养期间定期晃动培养瓶。

2. 阻留中期分裂相 收获前 2h 每瓶标本注入 20μg/ml 秋水仙素 2 滴，放入 37℃、二氧化碳培养箱中孵育至收获。

3. 收获 将两瓶标本一同转入 15ml 尖底离心管中。

4. 离心 1600r/min 离心 10min。

5. 低渗 吸去上清，留约 0.5ml 液体并加入 37℃预温好的 0.075mol/L KCl 至 9ml，吹打混匀后放入 37℃水浴低渗处理 35～40min。

6. 预固定 加入新鲜配制的37℃预温好的固定液(甲醇∶冰醋酸=3∶1)1ml，轻轻吹打混匀。

7. 离心 1600r/min 离心 10min。

8. 固定 吸去上清，留 0.5ml 液体并加 37℃预温的固定液至 10ml，37℃下固定 5min。

9. 离心 1600r/min 离心 10min。

10. 再固定 吸去上清，留 0.5ml 液体并加 37℃预温的固定液至 10ml，轻轻吹打混匀后 37℃下固定 5min。

11. 离心 1600r/min 离心 10min。

12. 制片 弃上清，加新配 37℃预温的固定液（甲醇∶冰醋酸=1∶1）（一般至 0.5ml）混匀，取冰片每人滴片 4～6 张，自然晾干。

13. G 显带及染色

（1）烘片：将制好的标本片置 78℃恒温箱 2h。

（2）配制胰酶工作液：0.25%胰酶储存液 10ml+80ml 蒸馏水，37℃预温。

（3）配染液：Giemsa 原液∶蒸馏水=1∶100。

（4）显带：取玻片放入稀释好的胰酶中消化，从中间划分，两个消化时间间隔 30s。

（5）染色：消化好的片子取出后立即染色 10min，自来水冲洗，自然晾干。

四、结果分析

参照人类细胞遗传学命名国际体制（ISCN 2009）标准图谱对受检者的染色体做出分析并报告。

该患者染色体检查结果为：46，XY，t（15；17）（q22；q12），是急性早幼粒细胞白血病典型的遗传学表现。

五、注意事项

（1）骨髓液的抽取量要合适，一般为 0.5～2.0ml。

（2）骨髓细胞在培养时无需加入植物血凝素（PHA）。

（3）骨髓细胞宜采用低浓度（0.05μg/ml）和短时间（＜60min）的秋水仙素处理，低渗时间不少于 30min。

（4）发现骨髓细胞有异常核型时，要按照规定慎重报告。

【案例结论分析】 该患者临床表现为发热、明显的出血症状，血常规结果提示白细胞明显增高，红细胞、血红蛋白及血小板明显减少，白细胞分类异常，早幼粒细胞明显增高，结合细胞化学染色结果异常，早幼粒细胞 POX 100%强阳性，染色体 46，XY，t（15；17），综合以上检测结果，符合急性早幼粒细胞白血病的诊断标准，诊断为急性早幼粒细胞白血病。

【案例 3】 患者，男，59 岁，已婚。

主诉：发现白细胞增高四个半月余。

现病史：四个半月余前患者因“左上臂外伤”入某院就诊，查血常规显示：WBC 558.22×10^9/L，Hb 105g/L，PLT 667×10^9/L。并查血象考虑为“慢性粒细胞白血病”，给予手术、抗炎等治疗，后患者复查血常规白细胞较前下降，病情好转出院。2 天前患者无明显诱因出现双下肢疼痛，右下肢为著，现患者为求进一步治疗来我院，门诊以“白细胞增多原因待查”收入院。

既往史：四个半月前因“左上臂筋膜高压综合征”于某院行手术治疗，术后遗留“垂腕”，否认糖尿病等慢性病史，否认有肝炎、结核等传染病史及密切接触史，预防接种史不详。有输血史。否认药物、食物及其他物质过敏史。

体格检查：T 36.5℃，P 78 次/分，R 18 次/分，BP 128/79mmHg。一般状态好，全身浅表淋巴结不大，巩膜无黄染，舌乳头正常，心肺无异常，胸骨无压痛，双肺呼吸音清，未闻及啰音。心率正常，律齐有力，未闻及病理性杂音。肝区有触痛及叩击痛，肝脾肋下未触及，全腹未触及异常包块，移动性浊音(–)，左上臂可见两处约 15cm 长手术瘢痕，愈合好。双下肢无水肿。

实验室检查：

血常规：WBC 325.5×10^9/L，RBC 3.04×10^{12}/L，Hb 90g/L，PLT 623×10^9/L。

尿常规：无异常。

粪便常规：无异常。

骨髓细胞学检查：有核细胞增生极度活跃，粒红比明显增高，以中性中幼粒、晚幼粒和杆状核粒细胞居多。细胞化学染色碱性磷酸酶(NAP)为 0 分。

初步诊断：白细胞增多原因待查，怀疑为慢性粒细胞白血病。

【问题】 为明确诊断，应进一步做哪些实验室检查？

【解析】 根据血常规结果提示白细胞、血小板明显增高。骨髓细胞学检查结果显示有核细胞增生极度活跃，粒红比明显增高，以中性中幼粒、晚幼粒和杆状核粒细胞居多，细胞化学染色 NAP 为 0 分。故首先怀疑为慢性粒细胞白血病。为明确诊断，应进一步做慢性粒细胞白血病相关 *BCR/ABL* 融合基因检测。

慢性粒细胞白血病(chronic myelogenous leukemia，CML)是一种起源于造血干细胞的克隆性骨髓增殖性肿瘤，主要累及粒细胞系，表现为持续性、进行性外周血白细胞数量增加，分类中出现不同分化阶段的粒细胞，尤其以中性粒细胞增多为主，90%以上的患者白血病细胞中有恒定的、特征性的 Ph 染色体及分子标志 *BCR/ABL* 融合基因。

实验四 白血病融合基因 *BCR/ABL* p210 检测

一、实验原理

通过定量 PCR 将待测标本与一系列浓度(C_0)已知的标准品在同一条件下共同扩增，并进行实时检测，根据标准品的检测值及已知的 C_0 值作出标准曲线，再根据待测标本的检测值在标准曲线上查到待测标本的 C_0 值。

二、实验材料、试剂与仪器

1. 材料 3.2%枸橼酸钠抗凝新鲜骨髓 5ml、移液器、移液器吸嘴、RNase free 微量吸头、15ml 无菌离心管、1.5ml 离心管、0.2ml 灭菌 PCR 管。

2. 试剂 0.9%的生理盐水、Trizol、三氯甲烷、异丙醇、75%乙醇、DEPC 处理灭菌双蒸水、2×PCR TaqMan 探针、去离子水、淋巴细胞分离液、imRT Master MixI RT 试剂盒(表 6-1)。

上游引物 A（10μM）

下游引物 B（10μM）

表6-1 各融合基因引物序列及探针序列

融合基因	引物及探针	序列（5′-3′）
BCR-ABL（M 型）	*ENF501/BCR*	TCCGCTGAC CAT CAA CAAGGA
	ENR561/ABL	CAC TCAGAC CCTGAGGCT CAA
	ENP541	CCC TTC AGCGGC CAG TAG CAT CTG A

3. 仪器 PCR 仪、实时定量 PCR 仪、低温高速离心机。

三、操 作 步 骤

1. 分离单个核细胞

（1）把抗凝标本缓慢倒入装有淋巴细胞分离液的 15ml 无菌塑料离心管中并盖上盖子，4℃ 2000r/min 离心 20min。

（2）吸取标本白细胞层加入到盛有 5ml 无菌生理盐水的 15ml 离心管中 4℃ 1500r/min 离心 10min。

（3）小心弃上清，用新吸管把管底白细胞沉淀吸入到 1.5ml 无菌塑料离心管中，用于 RNA 提取。

2. 细胞中 RNA 提取

（1）将（5～10）×10^6 个细胞加入到经灭菌的 1.5ml 塑料离心管中，然后加入 1ml RNA Trizol 提取液多次颠倒充分混匀（＞10 次），室温放置 5min。

（2）用移液器加入氯仿 0.2ml，盖好盖子，多次颠倒充分混匀（＞10 次）。室温放置 3min。4℃ 11000r/min 离心 15min。

（3）用 200μl 移液器缓慢吸取上层水相，加入到新 1.5ml 塑料离心管中，向该新管中加入 0.5ml 异丙醇，混匀，室温放置 10min 后 4℃ 11 000r/min 离心 10min。

（4）弃去上清，加入 0.5ml 75%乙醇（用经 DEPC 处理的去离子水配制），充分洗涤管盖、管壁及管底沉淀。4℃，7500r/min 离心 10min。

（5）缓慢弃去上清，用 RNase free 微量吸头吸去管中残留液体。（操作中注意不要把 RNA 沉淀丢失）室温干燥 10min。

（6）加入经 DEPC 处理后高压消毒的去离子水（视 RNA 沉淀大小而定），充分溶解 RNA 沉淀，准备用于 RNA 逆转录实验。

3. RNA 逆转录成 cDNA

（1）将逆转录试剂 imRT Master MixI RT 试剂盒室温放置待其融化。

（2）取 0.2ml 灭菌 PCR 管。按以下比例配制反应体系配制：

imRT Master Mix I	4μl
去离子水	13μl

（3）管中加入 3μl 待测标本的 RNA，马上盖好防止交叉污染。2000r/min 离心 30s，混匀反应体系。

（4）把逆转录管放在 PCR 仪上，40℃反应 50min，99℃反应 3min，取出，–20℃冰箱保存，准备用于 PCR 检测。

4. 扩增 每管 PCR 反应体系的配制如下：25μl 反应体系。

2×PCR TaqMan　　10μl
TaqMan 探针　　0.1μl
上游引物 A（10μM）　　0.5μl
下游引物 B（10μM）　　0.5μl

用去离子水补足体积至 25μl，混匀，管中加入第三步中获得的逆转录产物 3μl，加盖，瞬时离心后置 PCR 仪进行反应。将上述样品经传递窗传至扩增区，低速离心混匀，置入实时定量 PCR 仪中进行 PCR 扩增。

PCR 反应条件见表 6-2：

表6-2　PCR反应条件

50℃	95℃	95℃	60℃	4℃
2min	10min	15 s	60 s	保存
		40 个循环		

四、结 果 分 析

根据标准曲线，利用标本的 Ct 值计算出标本中目的基因 *BCR/ABL* 及其内参基因 *ABL* 的拷贝数。

目的基因 mRNA 水平（%）=（目的基因拷贝数 *BCR/ABL*/*ABL* 拷贝数）×100%

理想的标准曲线相关系数介于 0.997～1.0，斜率介于–3.3～3.59。

PCR 产物的标本 *ABL* 拷贝数必须$\geqslant 1\times10^4$。如出现 *ABL* 拷贝数$\leqslant 1\times10^4$的检测标本，需重新做逆转录，然后重复本实验。

阳性结果：目的基因 mRNA 水平（%）＞0%。

阴性结果：目的基因 mRNA 水平（%）=0%。

本案例中，目的基因 *BCR/ABL* p210 的拷贝数为 1636 拷贝，内参基因 *ABL* 为 32 186 拷贝，目的基因 *BCR/ABL* mRNA 水平（%）为 5.083%，为阳性。证明患者体内含有 *BCR/ABL* 融合基因且编码蛋白 p210。90%以上的慢性髓细胞白血病（CML）患者的血细胞中出现 Ph1 染色体，t(9; 22)（q34; q11)，9 号染色体长臂上 *C-ABL* 原癌基因易位至 22 号染色体长臂的断裂点集中区 *BCR*，形成 *BCR/ABL* 融合基因，此基因编码的蛋白为 p210，通过白血病融合基因 *BCR/ABL* p210 检测有助于明确 CML 的诊断，并对该病的微小残留，以及患者的疗效评估、预后判定等有重要意义。

五、注 意 事 项

（1）标本采集要符合要求。

（2）试剂、样本等要平衡至室温后检测。

（3）该实验操作需在生物安全柜内进行，需戴一次性 PE 手套或乳胶手套，并经常更换。

【案例结论分析】 血常规结果提示白细胞、血小板显著增高；骨髓细胞学检查有核细胞增生极度活跃，粒红比明显增高，以中性中幼粒、晚幼粒和杆状核粒细胞居多，细胞化学染色 NAP 为 0 分；融合基因 *BCR/ABL* p210 检测结果为 5.083%，综合以上检测结果，患者符合慢性粒细胞白血病的诊断标准，诊断为慢性粒细胞白血病。

【案例 4】 患者，男，38 岁，已婚。

主诉：头晕、乏力、牙龈出血 1 个月，近 1 周乏力明显，睡眠后出现酱油色尿。

现病史：患者入院前 1 个月无明显诱因出现间断头晕、乏力，无头痛、恶心、呕吐、耳鸣、视力下降、视物旋转、复视等伴随症状，无腹痛、呕血、黑便等表现，未行药物治疗，近 1 周自觉乏力症状加重。为进一步治疗，到本院血液科门诊就诊。患者牙龈出血，睡眠后出现酱油色尿。

既往史：无药物过敏史，无传染病史，无重大外伤及手术史，无输血史。结婚 13 年，配偶健康。

体格检查：T 36.5℃，P 106 次/分，R 18 次/分，BP 110/75mmHg。一般状态好，贫血貌，皮肤黏膜可见出血点，浅表淋巴结不大，巩膜黄染(+)，舌乳头正常，心肺无异常，肝不大，脾肋下 2cm。胸骨无压痛，双肺呼吸音清，未闻及啰音。心率正常，律齐有力，未闻及病理性杂音。腹软，无压痛及反跳痛，肝脾未及，移动性浊音(–)，脊柱四肢无畸形，双下肢无水肿。生理反射存在，病理反射未引出。

实验室检查：

血常规：Hb 51g/L，RBC 1.60×10^{12}/L，MCV 82 fl，MCH 32 pg，MCHC 320g/L，HCT 13%，RDW 13.1%，Ret 20%，PLT 75×10^{9}/L，MPV 9.8 fl，PDW 15.4%，WBC 6.2×10^{9}/L，N 0.66，L 0.25，M 0.07，E 0.02。

计数 100 个白细胞，可见有核红细胞 6 个，部分成熟红细胞可见畸形和碎片。

尿常规：pH 6.0，SG 1.007，URO(+++)，PRO(+)，GLU(–)，BIL(–)，KET(–)，WBC(–)。

粪便常规：无异常，粪便隐血试验(+)。

TBIL 56.5μmol/L，IBIL 39.5μmol/l，尿素(UREA)、Cr 及其他生化指标检查正常。

初步诊断：阵发性睡眠性血红蛋白尿症。

【问题】 为明确诊断，应进一步做哪些实验室检查？

【解析】 患者出现出血、酱油色尿，且重度贫血、外周血中网织红细胞比例增高，首先怀疑为阵发性睡眠性血红蛋白尿症。为明确诊断，可进一步做含铁血黄素(Rous)试验、蔗糖溶血试验、酸化血清溶血试验(Ham test)及嗜水气单胞菌溶素变异体流式法的检测。

阵发性睡眠性血红蛋白尿症(paroxysmal nocturnalhemoglobinuria，PNH)是一种由获得性造血干细胞基因突变引起红细胞膜缺陷的溶血病。临床表现为与睡眠有关的间歇溶血发作，以血红蛋白尿为主要特征。因干细胞内 X 染色体上 *PIG-A* 基因突变，引起糖基磷脂酰肌醇(GPI)合成障碍，使 GPI 锚连接蛋白缺失。嗜水气单胞菌(HEC)毒素能特异地与细胞膜上的 GPI 锚连蛋白结合，随后立即聚合成多聚体，插入细胞膜的脂质双层，在膜上形成孔洞使细胞渗透压改变而溶破。PNH 细胞则由于缺乏 GPI 蛋白，使其具抵抗毒素作用而最终保持细胞完好。

实验五　嗜水气单胞菌溶素变异体检测

一、实 验 原 理

FLAER 是无活性嗜水气单胞菌溶素前体的变异体，它同野生型嗜水气单胞菌溶素相似，可与血细胞膜上的 GPI 锚连蛋白抗原分子进行特异结合，经流式细胞仪检测：正常人造血细胞为系列抗原和 FLAER 双阳性表达，PNH 患者由于血细胞表面锚连蛋白部分或完全缺失，而呈现 FLAER 阴性或部分阴性。

二、实验材料、试剂与仪器

EDTA 抗凝全血 2ml；PBS；FLAER 抗体（用前根据说明书稀释）；CD15、CD45 及 CD14 抗体；流式细胞仪；仪器配套常规耗材。

三、操作步骤

(1) 准备 2 支流式细胞仪专用管，分别标记。分别向每管中加入待测样品 100μl。

(2) 于管 1 中分别加入阴性对照，于管 2 中加入 CD45/CD15/CD14/FLAER 抗体各 20μl，避光孵育 30min。

(3) 分别向两管中加入 2ml 1×溶血素，室温下避光 10min。

(4) 溶血完全后 300g 离心 5min，弃上清，用 2ml PBS 洗 2 遍。

(5) 两管中均加入 0.5ml PBS，混匀后上机检测。

四、结果分析

应用 CD45/SSC 设门，同时使用系列标记/FLAER 双标法分别画出粒、单核及淋巴细胞散点图进行分析。正常人及非 PNH 贫血患者因锚连蛋白是正常的，故 FLAER 呈 100%阳性；而 PNH 细胞因缺乏锚连蛋白，FLAER 抗体无法与之结合，故呈阴性。已知 PNH 克隆累及造血细胞的顺序为粒细胞→单核细胞→红细胞→淋巴细胞，建立 PNH 的诊断需一种及以上锚连蛋白缺失。而在本案例中，流式结果显示，患者外周血 FLAER 阴性粒细胞占 42%，CD14 和 FLAER 均阴性的单核细胞占 14.8%。故可推知该患者部分粒细胞及单核细胞表面锚连蛋白缺失，诊断为PNH。与传统的CD55、CD59相比，FLAER检测的敏感性和特异性与其相似，重要的是FLAER对检测微小 PNH 克隆非常敏感。此外，FLAER 检测可为判断病情轻重提供依据，利于 PNH 患者疾病进展和疗效的判断。

五、注意事项

(1) 标本采集要符合要求。

(2) 试剂、样本等要平衡至室温后检测。

(3) 样本要及时检测，不能放置时间过久（24h 内检测）。

【案例结论分析】 患者符合 PNH 的临床表现：出血、酱油色尿且血常规提示重度贫血、外周血中网织红细胞比例增高，流式细胞术检测发现粒细胞及单核细胞锚连蛋白缺失，由此可初步诊断该患者为 PNH。为明确诊断，可做 PNH 确诊试验即酸化血清溶血试验。

（王洪省　伊　鑫）

第七章　临床分子诊断学案例分析

【案例 1】 患者，女，33 岁，已婚未育，丈夫 36 岁。

主诉：结婚 4 年，均为初婚，性生活正常，婚后共孕 4 次，均于孕 50～60 天时因“胚胎停育”流产。

现病史：发病以来，精神好，食欲佳，两便无异常。月经规律，14 岁 5～7/28～30，经量中等，色红，痛经(–)。配偶健康。现要求进一步诊治流产原因后再行备孕。

既往史：婚前无孕产史，无妇科疾病史。

家族史：父母健康，非近亲。家族中无类似疾病患者。

体格检查：T 37.0℃，P 84 次/分，R18 次/分，BP 110/70mmHg。一般情况好，发育正常，营养良好，面色红润，皮肤黏膜无黄染，全身浅表淋巴结无肿大，头颅五官无异常，颈软，甲状腺不大，胸廓对称无畸形，乳房发育丰满，心肺听诊无异常。腹部平软，无压痛，腹部未及异常包块。脊柱四肢无畸形，四肢关节正常。生理反射存在，病理反射未引出。

妇科检查：外阴发育正常，未产式，阴道畅；宫颈光滑，无明显抬举痛；宫体常大，质中，活动可；附件区未触及异常包块，无压痛。

辅助检查：

阴道 B 超：子宫大小正常，每侧卵巢 5～7mm，卵泡 12～14 个。

输卵管造影：子宫正常，双侧输卵管通畅。

实验室检查：

血常规：WBC 4.5×10^9/L，N 0.70，Hb 110g/L，PLT 250×10^9/L。

D 二聚体 130 μg/L，PT、APTT 等正常。

TORCH、ACA、LA、抗 β2-GP1 正常。

内分泌：LH 10.5 IU，FSH 4.2 IU，E_2 42.5 ng/ml，PRL 320 IU，P 0.67 ng，T 0.92 ng；甲状腺功能三项及甲状腺抗体两项正常。

丈夫精液检查正常。

初步诊断：复发性流产。

【问题】 为明确流产原因，应做哪些检查？

【解析】 复发性流产病因包括遗传因素、解剖因素、感染因素、内分泌因素、血栓前状态、免疫因素、不明原因等；其中免疫因素占复发性流产病因的 50%～60%。本案例中已对解剖因素、内分泌因素、血栓前状态等进行了检测，还需做遗传因素、感染因素及免疫因素方面的检查。在不孕症、多发性流产和畸胎等有生殖功能障碍的夫妇中，至少有 7%～10%是染色体异常的携带者；封闭抗体是一种抗配偶淋巴细胞的特异性 IgG 抗体，复发性流产的妇女 80%～90%测不到这种特异性的封闭抗体；另外，0.5%～5%的复发性流产与感染相关，解脲脲原体、沙眼支原体、淋球菌、TORCH 感染等可造成子宫内膜炎或宫颈管炎导致流产。

实验一　人外周血染色体G显带检查

一、实验原理

标本先经特定处理，再以姬姆萨染色后使染色体显带的方法。G显带的机制较复杂，一种观点认为DNA上富含A-T碱基对的DNA和组织蛋白结合紧密，胰酶处理不易抽提，和染料亲和力较强，呈深带；而富含G-C碱基对的区段结合蛋白被胰酶抽提，和染料亲和力降低，呈浅带。

二、实验材料、试剂与仪器

（1）0.075mol/L KCl：1.12g+200ml蒸馏水。

（2）0.25%胰酶：1g+400ml生理盐水（0.25g+100ml）。

（3）20μg/ml秋水仙素：分析天平准确称量配制。

（4）染液：姬姆萨粉1g+66ml甘油磨匀，放60℃加热2h，置室温冷却加66ml纯甲醇充分混匀，放室温静置2周，使用时用滤纸滤原液1ml+9ml蒸馏水。

三、操作步骤

1. 接种　肝素抗凝静脉血20滴注入培养基中，一般每人做2瓶，将标本放入37℃恒温箱中孵育96h。

2. 加秋水仙素　收获前2h每瓶标本注入20μg/ml水仙素2滴，放入37℃恒温箱中孵育至收获。

3. 收获　将两瓶标本一同转入15ml尖底离心管中。

4. 离心　1600r/min，离心10min。

5. 低渗　吸去上清，留0.5ml液体并加入37℃预温好的0.075mol/L KCl至9ml，吹打混匀后放入37℃水浴低渗40min。

6. 预固定　加入新鲜配制37℃预温好的固定液（甲醇∶冰醋酸=3∶1）1ml，轻轻吹打混匀。

7. 离心　1600r/min，离心10min。

8. 固定　吸去上清，留0.5ml液体并加37℃预温的固定液至10ml，37℃下固定5min。

9. 离心　1600r/min，离心10min。

10. 再固定　吸去上清，留0.5ml液体并加37℃预温的固定液至10ml，轻轻吹打混匀后37℃下固定5min。

11. 离心　1600r/min，离心10min。

12. 滴片　弃上清，加新配37℃预温的固定液（甲醇∶冰醋酸=1∶1）（一般至0.5ml）混匀，取冰片每人滴片4张，自然晾干。

13. G显带及染色

（1）烘片：将制好的标本片置78℃恒温箱2h。

（2）配制胰酶工作液：0.25%胰酶储存液10ml+80ml蒸馏水，37℃预温。

（3）配染液：Giemsa原液∶蒸馏水=1∶100。

(4) 显带：取玻片放入稀释好的胰酶中消化，从中间划分，两个消化时间间隔 30 s。

(5) 染色：消化好的片子取出后立即染色 10min，自来水冲洗，自然晾干。

四、结果分析

利用北昂医学图像处理系统进行染色体的核型分析，具体操作按说明书执行。

染色体异常是复发性自然流产的主要遗传学因素，首先检测夫妇双方染色体，本案例中患者夫妇双方染色体核型为男方 46，XY/女方 46，XX，排除由于染色体异常而导致的复发性流产。

五、注意事项

秋水仙素量与时间要准确（时间长、浓度大，染色体短；反之长），30s＜显带时间≤20min。

实验二　封闭抗体检测-流式细胞仪法

一、实验原理

正常孕产妇血清中封闭抗体（BA）主要是针对胚胎 HLA-Ⅱ抗原和滋养层淋巴细胞交叉抗原即 TLX 抗原产生的 IgG 抗体，可通过与胎盘滋养叶抗原结合或母体淋巴细胞结合防止胚胎父系抗原被母体免疫系统识别和杀伤。它可与荧光标记的单抗竞争结合父系全血中白细胞的 CD 抗原。因作为对照的 AB 型正常男性血中无此抗体，且去除了抗 A 抗 B 的非特异性影响。因此对照所测数值为父系全血结合的全部荧光标记，孕产妇结合一部分父系白细胞 CD 抗原，又结合一部分荧光抗体。当无此封闭抗体时不能竞争结合。故用对照所测值减去待测值所得即为封闭效率，可反映封闭抗体的情况。

二、实验材料、试剂与仪器

1. 标本要求

(1) 患者丈夫空腹＞8h 以上的 EDTA 抗凝静脉全血 1ml。

(2) 患者空腹＞8h 以上的血清 1ml。

(3) 标本应在采集后 24h 内处理，溶血、脂血、抗凝剂不符合标本不可用。

2. 试剂

(1) BD 公司 CD3/CD8/CD45/CD4 四色荧光抗体。

(2) FACS Lysing Solution（溶血素）（10×，使用前用蒸馏水稀释成 1×）。

三、操作步骤

(1) 分别向 2 支流式细胞仪专用试管底部加入 5μl CD3/CD8/CD45/CD4 荧光抗体。

(2) 用反向加样法分别在 2 支试管中加入 50μl 充分混匀的患者丈夫抗凝全血，注意血不要碰到试管底部的荧光抗体。涡旋混匀。

(3) 在 1 号试管中加入 50μl 患者血清，在 2 号试管中加入 50μl 正常 AB 型男性血清，涡旋混匀。做好标记，室温避光放置 30min。

(4) 取出，每管加入 450μl 1×FACS 溶血素，充分混匀，避光放置 10min。

(5) 24h 内用 MultiSET 软件获取 15 000 个细胞进行检测，上机前应充分混匀。

结果录入：①进入 MultiSET 软件，在 Sign in 窗口中输入操作者姓名，单击 Accept。②进入 Set up 窗口，文件夹名称点选 Date-DDMMYY。将 Physician Report 的 Location 改为 D：/FB-Ab-report/YYMM 文件夹，单击 choose。③单击 Accept 进入 FACSComp 窗口，单击 Skip FACSComp。④点击最下方的 Panel Tools，在 Reagen Type 中选择 Multi TEST。Panel 中选择 CD3/CD8/CD45/CD4。选中右侧菜单中的 CD3/CD8/CD45/CD4。单击 OK，Accpet。⑤在窗口最上方 Cytometer 的下拉菜单中，单击 Instrument Setting—Open，打开此路径 FACStation/BD files/Insturment Settings Files/CalibFile.LNW。Open—Set—Done。⑥输入 Sample Name、ID，在 Panel 中选择 CD3/CD8/CD45/CD4。⑦单击 Run Tests，上样，单击 Acquire。⑧获取完成后，可以打开屏幕底部的 manualgate 人工调整各个门的大小，单击 Continue。⑨继续其他实验或退出，Don't Save，退出 MultiTest 软件。

备注：患者报告单储存在 D 盘：/FB-Ab-report/YYMM 文件夹。双击后即可看到数值。

四、结果分析

1. 结果计算

封闭效率 (BE)=对照管数值–样本管数值

2. 参考区间

封闭抗体：阳性

$CD3^+$对照：61.1%～77.0%

$CD4^+$对照：25.8%～41.6%

$CD8^+$对照：18.1%～29.6%

$CD3^+$样本：61.1%～77.0%

$CD4^+$样本：25.8%～41.6%

$CD8^+$样本：18.1%～29.6%

$CD3^+$-BE：＞0

$CD4^+$-BE：＞0

$CD8^+$-BE：＞0

3. 结果　本案例中封闭抗体检测结果为阴性。

体外研究显示，妊娠时母体可产生致敏 T 细胞，它能破坏胚细胞。但致敏 T 细胞的杀伤功能可被特异性抗体所抑制，然而复发性流产的妇女 80%～90%测不到这种特异性的封闭抗体，体内存在未被抑制的细胞毒细胞。这些细胞可直接作用于胚胎，或通过释放炎性介质间接损害胎儿或胎盘，而导致流产。检测封闭抗体，得出封闭效率可指导临床对患者施行配偶白细胞免疫疗法，改善流产情况。

五、注意事项

(1) 样本处理时应充分混匀。

(2)取血时要采用反向加样法，即加样枪吸取血样时，打到第二档，放时打到第一档，保证血量的准确，减少误差。

(3)染色和溶血步骤应在室温避光进行，在充分均匀过程中，尽量防止血样飞溅，以免血样留在管壁上。

实验三　荧光定量 PCR 法检测解脲脲原体

一、实 验 原 理

本试验应用的 FQ-PCR 法采用罗氏公司的 Taqman 技术，它是将基因扩增、特异性分子杂交和荧光化学融合为一体的新技术，PCR 扩增和产物分析的全过程均在单管封闭的状态下进行，并通过电脑程序来控制，实现了对分子扩增产物进行实时动态监测及结果的自动分析，具有高度特异性、敏感性、快速可定量、不易污染、自动化、重复性好等优点，能够准确反映病原体的感染和治疗恢复情况，已广泛应用于病原体，特别是不可人工培养基培养(如病毒、衣原体)和难以培养的病原体感染的诊断，包括 STD 病原体。还可应用于流行病的调查及监控，建立感染性疾病的分子诊断标准，为临床疗效考评提供了可靠依据，指导临床正确用药。

二、实验材料、试剂与仪器

1. 样本　男女性尿道分泌物、女性宫颈口分泌物。

2. 材料　吸头、微量加样器、PCR 反应管、无菌棉拭子。

3. 试剂　核酸提取液、36UU 核酸荧光 PCR 检测混合液、0.4μl 酶(Taq＋UNG)、阴性对照和阳性对照品。

4. 仪器　荧光 PCR 检测仪、高速离心机、金属浴、涡旋振荡器。

三、操 作 步 骤

1. 标本采集

(1)男性：取尿道分泌物或细小棉拭子伸入尿道 2～4cm，略捻拭子取出分泌物(应略带黏膜)。将分泌物或棉拭子置入无菌玻璃管，用无菌棉球将试管塞紧后，密闭送检。

(2)女性：①阴道——用无菌生理盐水棉球洗去宫颈外分泌物，再用无菌棉拭子插入宫颈内，停 5s 后旋动棉拭子采取宫颈分泌物，将棉拭子置入无菌玻璃管，用无菌棉球将试管塞紧后，密闭送检。②尿道——用无菌生理盐水棉球洗尽尿道口，再用无菌棉拭子插入尿道口约 2cm，略捻拭子取出分泌物(应略带黏膜)。将棉拭子置入无菌玻璃管，用无菌棉球将试管塞紧后，密闭送检。以上标本在 2～8℃条件下可保存 7 天，≤-20℃条件下可长期保存，避免反复冻融。标本运输采用冰壶加冰或泡沫盒加冰密封运输。

2. 标本、对照品的核酸裂解处理

(1)分泌物：标本试管中加入 1ml 无菌生理盐水，充分震荡摇匀，吸取液体转至 1.5ml 离心管中(如分泌物较多，只取 0.2ml)。13 000r/min，离心 5min。沉淀加无菌生理盐水 1ml，混匀。13 000r/min，离心 5min，再重复洗涤一次。沉淀直接加入 100μl 核酸提取液，充分混匀，沸水浴 10min，然后 13 000r/min，离心 5min，取上清 4μl 作为 PCR 反应模板。

(2)对照品：取阳性对照品、阴性对照品各 100μl 置于 1.5ml 离心管中(冻存试剂溶解后振荡摇匀 10s)分别加入核酸提取液 100μl 充分摇匀，沸水浴 10min，然后 13 000r/min，离心 5min，取上清 4μl 作为 PCR 反应模板。

3. 试剂配制　取 n×36UU 核酸荧光 PCR 检测混合液与 n×0.4μl 酶(Taq＋UNG)(n 为反应管数)，振荡摇匀数秒，3000r/min，离心数秒。

4. 加样　取上述混合液 36μl 置于 PCR 管中，然后将标本、阴性对照品和阳性对照品处理上清液各 4μl 分别加入 PCR 管中，盖好管盖，立即进行 PCR 扩增反应。

5. PCR 扩增　反应管置于荧光 PCR 上，推荐循环参数设置：

37℃　2min；94℃　2min；再按 93℃　15s→60℃　60s，循环 40 次；单点荧光检测在 60℃反应体系为 40μl。

荧光通道检测选择：选用 FAM 通道。

6. 基线和阈值设定　基线调整取 6～15 各循环的荧光信号，阈值设定原则为阈值线刚好超过阴性对照检测荧光曲线的最高点。

7. 质量控制　阴性对照检测结果：Cycle threshold 栏显示 UNDET(ABI Prism®7000)或 40(SLAN 荧光定量 PCR 检测系统)；阳性对照品检测结果 Ct 值≤35，否则实验视为无效。

四、结 果 分 析

1. 实验结果的判断　仪器 Ct 栏显示 UNDET(ABI Prism®7000)或 40(SLAN 荧光定量 PCR 检测系统)表示检测样本低于检测限，报告为阴性；待检样本检测 Ct 值≤38，且扩增曲线呈典型 S 形，检测结果报告为 UU 阳性，待检样本检测 Ct 值显示为 38～40，需重复测定，如仍为 38～40，且扩增曲线呈典型 S 形，则判断为阳性；若非典型 S 形曲线，则判断为阴性。

2. 参考值范围　阴性(检测对象解脲支原体为病原微生物，在健康人体中不存在)。

实验室环境污染、试剂污染、样本交叉污染会出现假阳性结果；试剂运输、保存不当或试剂配制不准确引起的试剂检测效能下降，会出现假阴性的结果。

本案例中解脲脲原体、沙眼支原体、淋球菌均采用荧光定量 PCR 方法检测，结果均为阴性。结合 TORCH 阴性检测结果，排除感染因素导致的复发性流产。

五、注 意 事 项

当检测样本中被检核酸浓度含量低于最低检测限 1×10^3Copies/ml 时，可能会发生假阴性的结果。阴性结果仅说明低于本试剂盒的检测限值但不能完全排除解脲脲原体感染的可能，阳性结果建议采用培养药敏方法进一步确认。

【案例结论分析】　染色体异常是复发性自然流产的主要遗传学因素。经检测，该患者夫妇双方染色体核型：男方 46，XY/女方 46，XX，核型无异常，排除染色体异常引起的复发性流产。

封闭抗体是存在一种抗配偶淋巴细胞的特异性 IgG 抗体，它可抑制淋巴细胞反应，封闭母体淋巴细胞对培养的滋养层的细胞毒作用，防止辅助 T 细胞识别胎儿抗原的抑制物，并可阻止母亲免疫系统对胚胎的攻击。研究显示，复发性流产的妇女 80%～90%测不到这种特异性的封闭抗体，体内存在未被抑制的细胞毒细胞。这些细胞可直接作用于胚胎，或通过释放炎性介质间接损害胎儿或胎盘，而导致流产。经检测该患者封闭抗体为阴性，可能是引起反复流产的原因。

0.5%～5%的复发性流产与感染相关。解脲脲原体、沙眼支原体、淋球菌感染可造成子宫内膜炎或宫颈管炎导致流产。该患者经荧光定量 PCR 法检测解脲脲原体、沙眼支原体、淋球菌均为阴性，排除了生殖道感染原因引起的流产。

其余相关检测均无异常。

因此，该患者最终确诊为封闭抗体阴性引起的复发性流产，临床治疗可采用免疫疗法进行免疫干预。

【案例 2】 原告张某诉称，其与被告王某于 2007 年 8 月 18 日办理结婚登记，共同生活仅 8 个月儿子就出生了，且其血型为 B 型，而自己和王某的血型均为 O 型。原告通过咨询专家得知，若父母双方血型均为 O 型，其所生子女为 B 型血的可能性几乎为零。原告张某要求与被告王某及儿子共同做亲子鉴定，但被告拒不同意，故诉至法院，请求确认原告与婚生子不存在亲子关系，并赔偿原告 8 年的抚养费及精神损害抚慰金。

【问题】 为明确孩子是否是该父母亲生，应做哪些检测？

【解析】 血型是人类个体的一种遗传标记，并被用于亲子鉴定，但由于血型的多态性程度有限，许多人可以表现同一血型，单凭血型检查结果，一般只能在某些情况下作出排除的结论，难以作出肯定的结论。近年来由于短串联重复序列(short tandem repeats，STR)系统的使用，使亲子鉴定、个体识别的检测进入了一个新的阶段，是目前国内外权威机构进行亲子鉴定最常用的方法之一。STR 是一类广泛存在于真核生物基因组中的 DNA 串联重复序列。它由 2～6bp 的核心序列构成，重复次数通常在 15～30 次，DNA 片段长度为 100～350bp，由于 STR 很容易通过 PCR 扩增、电泳分型，所以是目前常用的遗传标记。利用 DNA 进行亲子鉴定，只要十几至几十个 DNA 位点做检测，如果全部一样，可以确定亲子关系；如果有 3 个以上的位点不同，则可排除亲子关系；有一两个位点不同，则应考虑基因突变的可能，需加做一些位点的检测进行辨别。

实验四　DNA 亲权鉴定

一、实 验 原 理

亲权鉴定(parentage testing)是通过对人类遗传标记的检测，根据遗传规律分析，对个体之间血缘关系的鉴定。包括三联体、二联体和祖孙亲缘关系鉴定。三联体亲子鉴定是指被检测男子、孩子生母与孩子的亲子鉴定。本实验以最典型的三联体亲子鉴定为例进行介绍。

每个人的 DNA 遗传物质都是一半来自母亲(卵子)，一半来自父亲(精子)；因此孩子的一对等位基因也是一个来自母亲，一个来自父亲。如果对多对等位基因进行检测，鉴定结果如果全部符合这一规律，则表明具有生物学意义上的亲子关系；若不符合这一规律，则排除亲生关系(变异情况除外)。

在大多数情况下，母子关系是已知的，要求鉴定假设父和孩子是否具有亲生关系。此时只要对比孩子与假设父的基因型，如果每一对等位基因中孩子与假设父都出现相同的基因型，则可以认定具有亲子关系。如果等位基因中孩子与假设父出现 2 对或 2 对以上不匹配的基因型，则可排除假设父与孩子的亲生关系。通常通过 13 对、15 对甚至更多对这样的 STR 基因位点检测，可以达到认定是否具有生物学意义上的亲子关系。

二、实验材料、试剂与仪器

1. 样本 被检测男子、孩子生母与孩子的血斑。

2. 材料 吸头、Eppendorf 管、微量加样器。

3. 试剂 Chelex-100、内标(Liz500)、Hi-DiTM 甲酰胺、Ladder、Identifiler PCR 扩增试剂盒。

4. 仪器 基因分析仪、PCR 仪、高速离心机、金属浴、涡旋振荡器。

三、操 作 步 骤

1. 采样要求 对于三联体，采集被检测男子、孩子生母与孩子的样本用于检验。样本一般是血液(斑)或口腔拭子(唾液斑)，其他人体生物学材料如带毛囊毛发、羊水、组织块、精液(斑)等亦可作为亲权鉴定的样本。样本必须分别包装，注明被采样人姓名、编号、采样人、采样日期等，置于冰箱冷藏或冻存。

采样时，需要填写采样单，写明委托方名称，采样日期，采样类型，被采样人姓名、性别、称谓、出生日期、证件号码等，并拍摄被采样人照片，由被采样人在采样单上留下右手拇指或食指指纹(婴儿可留右脚拇趾印)，并签名确认(婴幼儿的姓名由其监护人代签)。

对于接受了外周血干细胞移植的当事人，应避免采集其血样作为检验材料，宜取其口腔拭子(唾液斑)或毛发进行检验。

2. DNA 提取 采用 Chelex-100 法从血样中提取 DNA。

(1)在 1.5ml 离心管中加 1ml 纯水，然后加入血样(不少于 3μl 血液或 $9mm^2$ 血斑)，小心混匀；放置 30min，间歇振荡。

(2)10 000～15 000r/min，离心 2～3min；小心移去上清液。若样品为血斑，则保留载体。

(3)沉淀中加入 5% Chelex 100(100～200 目)200μl，56℃保温 30min。

(4)高速振荡 5～10 s；沸水浴 8min。

(5)高速振荡 5～10 s；10 000～15 000r/min，离心 2～3min，取上清液用于扩增反应；2～8℃保存或冻存剩余 DNA。

3. PCR 扩增

(1)基因座：选用多态性基因座(如 STR、SNP 等类型)进行 PCR 扩增，其中，常染色体 STR 基因座宜符合如下要求：①经过群体遗传学调查，多态性高，非父排除率在 0.7 以上；②经过 500 次以上减数分裂的家系调查，基因座的突变率在 0.002 以下。目前，建议采用商品化试剂盒进行检验，检测系统的累计非父排除率应达到 99.99 %以上。

除常染色体基因座外，建议在需要时增加 Y-STR、X-STR 的检验。其中，Y-STR 系统可选择 DYS456、DYS389I、DYS390、DYS389II、DYS458、DYS19、DYS385 a/b、DYS393、DYS391、DYS439、DYS635、DYS392、YgATAh4、DYS437、DYS438、DYS448 等基因座进行单倍型

检验；X-STR 系统可选用 GATA172D05、HPRTB、DXS6789、DXS6795、DXS6803、DXS6809、DXS7132、DXS7133、DXS7423、DXS8377、DXS8378、DXS9895、DXS9898、DXS10101、DXS10134、DXS10135、DXS10074 等。

(2) 扩增试剂：建议选用商品化试剂盒（带荧光标记的 PCR 体系）。若选用其他来源的扩增体系，须经验证、认可后方可用于日常检验。每批检验均应用标准样品（已知浓度和基因型的 Control DNA）和（或）以前检验过的、已知基因型的样本作为阳性对照，以不含 DNA 的样本作为阴性对照。

(3) PCR 体系与温度循环参数：按试剂盒的操作说明书进行，以下供参考。

1) 按照以下反应体系（一份检材）依次将试剂加入 0.2ml PCR 反应管中。

纯水	2.4μl
Mix	4μl
Pri	2μl
Taq	0.2μl
模板 DNA	1.4μl

混匀后，瞬时离心。

2) 将 PCR 反应管放置在基因扩增仪上，按以下步骤设定反应程序：95℃ 11min；94℃ 1min，59℃ 1min，72℃ 1min，28 个循环；60℃ 60min。

4. 扩增产物的检测与结果的判读 使用毛细管测序仪，对 PCR 产物进行毛细管电泳分析，使用等位基因阶梯（Ladder）作为参照品来判别样本的基因型。取 10μl 电泳缓冲液加入相应的 96 孔板中，再加入 1μl PCR 产物，对照孔加入 1μl Ladder，注意不要有气泡。然后按照仪器标准操作程序操作。

四、结 果 分 析

1. 分析数据，出具报告 主要是将所得结果进行分析汇总、计算，然后出鉴定结论和报告。

2. 鉴定意见 是依据 DNA 分型结果对是否存在亲权关系作出的判断。鉴定意见一般分“排除存在亲权关系”和“支持存在亲权关系”两种情形。

(1) 排除存在亲权关系：经过累计非父排除率大于 99.99%的多个基因座的检测，发现有 3 个以上的基因座不符合遗传规律，可以排除亲权关系的存在。

(2) 支持存在亲权关系：经过累计非父排除率大于 99.99%的多个基因座的检测，发现基因座均符合遗传规律，此时必须计算亲权指数 PI（即似然率 LR），若 CPI≥10 000，则支持亲权关系的存在。

1) 累积亲权指数计算：

CPI=PI1×PI2×PI3×…×PIn（1、2、3、n 代表第 1、2、3、n 个基因座的 PI 值）

2) 常染色体 STR 体系各种遗传组合 PI 值计算方法：见表 7-1，表中 p、q、r 分别表示等位基因 P、Q、R 的分布频率。

五、注 意 事 项

(1) 如果峰值高度超出仪器的线性范围，由于仪器的饱和（如上样量过大），会产生人为的杂峰。同时会观察到一种颜色向另一种颜色的渗透（拉升），另外饱和信号可能会以双峰（峰顶裂开）的形式出现。

(2) 如果峰高不在仪器检测的线性范围内，杂峰与实际等位基因峰高的比率会升高，给等位基因的分型及判读造成困难，也会影响各峰高的均衡性。

(3) 同一样本在不同仪器上检测得到的相对荧光单位可能不同。另外，不同仪器对荧光相对检测效率的不同会影响颜色间的平衡性。

【案例结论分析】 根据孟德尔遗传定律，在被检测的所有基因座上，孩子都必须有一个等位基因分别来源于亲生父亲和母亲。综上检验结果分析，在所检测的 19 个基因座中，被检父样本Ⅰ和被检母样本Ⅱ均分别提供给孩子样本Ⅲ作为亲生父亲和亲生母亲所具备的遗传基因条件。经计算，累积亲权指数 CPI＞10 000，在前概率为 0.5 的条件下，他们之间的亲子关系概率值可达 99.99 %以上。依据《亲权鉴定技术规范》(SF/Z JD0105001-2010)，支持被检父与孩子之间存在亲生血缘关系。

人类的血型通常分为 A、B、O 和 AB 四种。血型的遗传借助于细胞中的染色体。ABO 血型系统的基因位点在第 9 对染色体上，一般情况下血型是终生不变的，但不可以单独用血型判断血缘关系。在某些白血病及恶性肿瘤的影响下，可出现 ABO 血型抗原性减弱，出现病理性血型变异，这种变异可能是暂时的，也可能是长期的。医学上机制并不十分清楚，可能与染色体失活、转移酶受抑、体细胞突变、血液内存在未成熟的红细胞等有关。

（李　猛　杨桂茂）

第八章　临床实验室管理学案例分析

【案例 1】　患者，女，28 岁，已婚。婚后夫妻生活正常而且没有采取任何避孕措施，3 年一直未孕，1 年前经检查后发现输卵管严重积水。经妇科手术治疗输卵管积水后于 1 个月前接受辅助生殖技术，距上次月经 30 天来医院进行血 β-HCG 定量检测。实验室初次检测结果阴性。患者自诉在家自测尿妊娠试验试纸条两道杠(阳性)。

【问题】　为明确结果的准确性，应进一步做哪些工作？

【解析】　检验结果的质量控制一般包括室内质控和室间质评。室间质评可保证测定结果的准确性，室内质控可保证实验结果的精密度。为判断结果的准确性，首先查看当天的室内质控图。仔细核对患者标本，仔细查对姓名、性别、年龄、门诊号等，做好三查七对后对标本进行第二次定量检测。

查找可能失控原因：①偶然误差，实验过程中样本针未吸入样本而导致的假阴性；②钩状效应：抗原或抗体过量产生的钩状效应，导致结果假阴性。

实验一　室内质控图的制作及质控规则

一、实 验 原 理

质控图的建立：正态分布曲线是以均数为中心、左右完全对称的钟形曲线，在横轴上方均数处曲线位置最高。正态分布有两个参数，即均数 μ 和标准差 σ。μ 是位置参数，σ 是变异参数(图 8-1)。

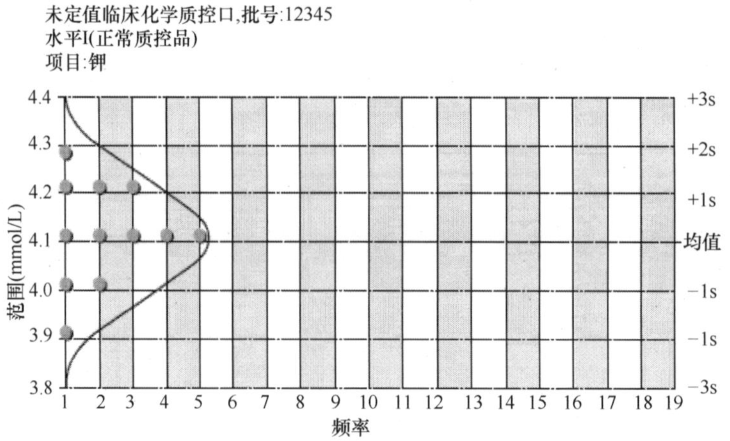

图 8-1　室内质控图

二、常用的质控规则(图 8-2)

1_{2S}、1_{3S}、2_{2S}、R_{4S}、$10_{\overline{X}}$。

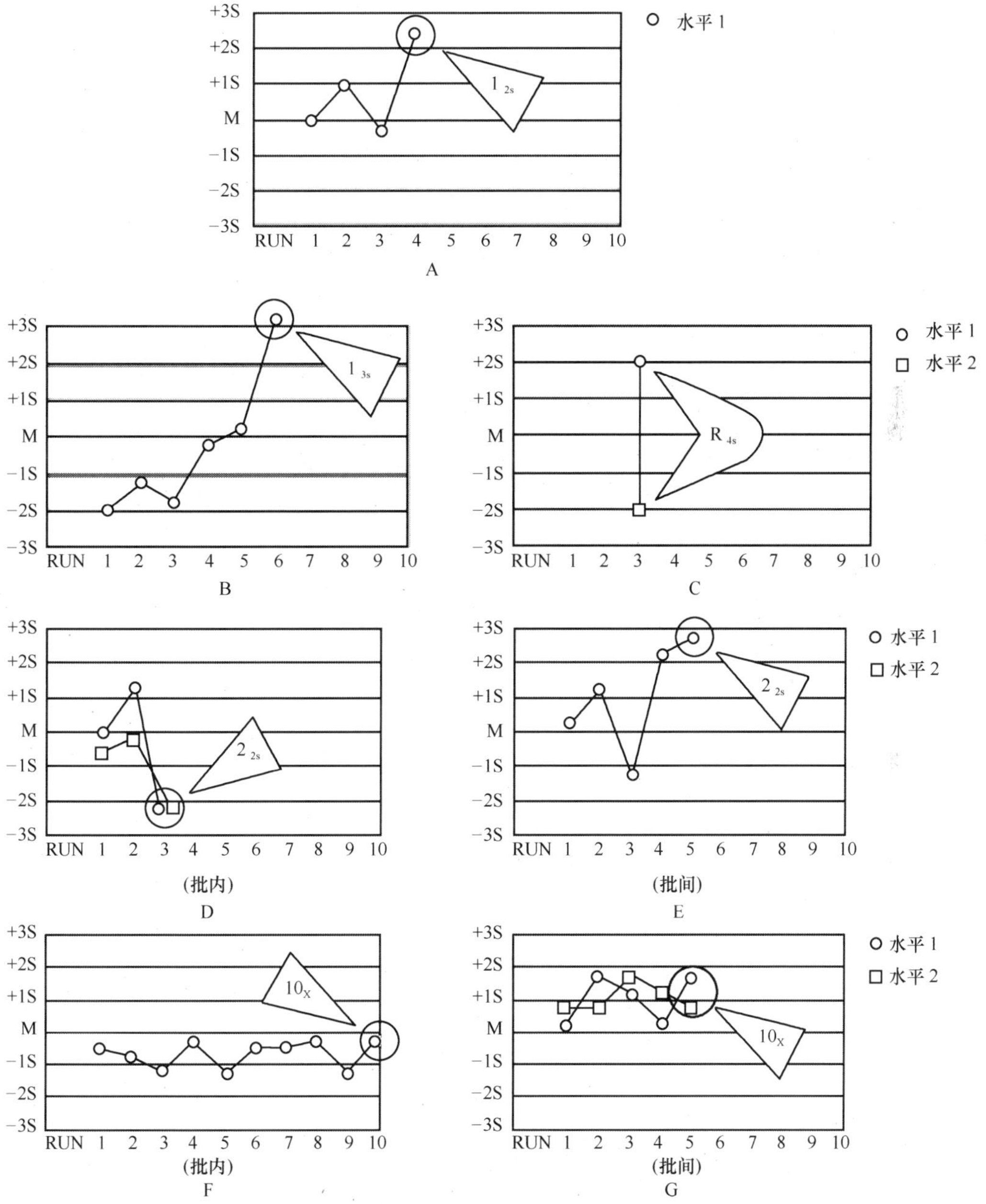

图 8-2　常用质控规则

三、结 果 分 析

调出当天的人绒毛膜促性腺激素(human chorionic gonadotropin，HCG)质控图，发现质控结果在控。

检测和控制实验室常规工作的精密度，并检测其准确度的改变，以提高实验室常规工作中批间和日间标本检测的一致性。

四、思 考 题

如果当天的 HCG 质控图显示 1_{3S}，当天的结果可以发放吗？

实验二　钩状效应的解决方案

一、实 验 原 理

抗原抗体特异性反应时，生成结合物的量与反应物的浓度有关。无论在一定量的抗体中加入不同量的抗原或在一定量的抗原中加入不同量的抗体，均可发现只有在两者分子比例合适时才出现最强的抗原抗体反应。

二、实验材料、试剂与仪器

利用实验室现有的材料、试剂与仪器。

三、操 作 步 骤

将血清样本进行 100 倍稀释后重新上机检测。

四、结 果 分 析

100 倍稀释后结果为 2.98U/L，结果×100＝298U/L，所以不是钩状效应。葡萄胎、恶性葡萄胎、绒毛膜上皮癌及睾丸畸胎瘤等，因为滋养细胞的异常分泌，患者尿中 HCG 会升高或显著升高。

五、思 考 题

男性患者血 HCG 浓度会出现增高的情况吗？

【案例结论分析】 血样第二次 HCG 检测结果为 325U/L，稀释后测得 HCG 浓度为 298U/L，参考值＜3U/L。两次结果基本相符。同时由于患者试管婴儿胚胎移植后 14 天，激素水平不可能太高，怀疑是偶然误差，即实验过程中样本针未吸入样本而导致的假阴性。最后出具的检验结果为 325U/L，与患者的临床症状及治疗基本相符。

【案例 2】 图 8-3 是某实验室 2014 年卫生部室间质评特种蛋白第二次的反馈结果中类风湿因子(RF)的统计结果。

项目：RF KU/L

样本编号	科室结果	靶值	偏倚(%)	允许范围	下限	靶值	上限	评价结果
201421	35.4	26.6	33.08	20.0~33.3			*	未通过
201422	17.0	14.0	21.43	10.5~17.5		*		通过
201423	12.6	11.1	13.51	8.3~13.9		*		通过
201424	24.5	20.0	22.50	15.0~25.0		*		通过
201425	19.9	16.9	17.75	12.7~21.1		*		通过

所属组	Siemens BN-BN Ⅱ ,BN100,BN ProSpec	成绩 80%
本组实验室数	186	
方法	散射比浊法(终点法)	
仪器	Siemens BN II/BNProspec	
试剂	BNP	
校准物	BNP	

图 8-3 某实验室 2014 年卫生部室间质评项目 RF 的统计结果

【问题】 请观察这组 RF 的统计结果，分析室间质评失控的可能原因？结合本案例查找具体原因并解决问题。

【解析】 临床实验室的主要工作是为临床诊断和治疗提供实验数据，其最终成果主要体现在检验报告上，所以能否向临床提供高质量的检验报告，得到患者和临床的信赖与认可，一直是临床实验室的核心问题。实验室管理中，室内质控可保证实验室日常检验工作的连续性和稳定性，而室间质评可以客观地评价实验室检验结果的准确性，两者在实验室质量保证中缺一不可。通过参加室间质评活动，一是为了检验实验室的检验结果准确性，同时也可找出本实验室与其他实验室之间的差异和问题，并查找原因，持续改进，从而不断提高实验室的检验质量和检验水平。

实验三 室 间 质 评

一、室间质评失控的可能原因

人、机、料、法、环是全面质量管理理论中五个影响质量的主要因素的简称，指的是人员、机器、原料、方法、环境五个因素对质量的影响。室间质评的不合格原因也可以从这几方面来总结。

1. 填写笔误(人) 设备或方法编码填写不正确；单位报告不正确；小数点位置错误。

2. 设备问题(机) 设备管路系统；设备光路系统；未定期执行设备维护。

3. 技术问题(法) 室间质评品未正确复溶、配制或储存；室间质评品复溶后未及时进行检测，引起蒸发或变质；未按标准操作规程进行操作；未遵循室间质评说明书；样本在设备上的放置顺序不正确。

4. 室间质评标准品的问题(料) 室间质评品与患者样本之间存在差异；样本运送过程中变质。

5. 室间质评估问题(环) 分组不适当；靶值不合适；评估区间不适当；各实验室的数据输

入不正确。

6. 无法解释的原因 随机误差；系统误差。

二、某实验室 2014 年卫生部室间质评项目 RF 失控的原因分析

（一）原因分析

(1) 室间质评结果存在明显的正偏差。

(2) 当月的室内质控结果在控。

(3) 校准：定标周期 30 天，校准液分装冻存。

(4) 结论：与校准液分装冻存有关，为系统误差。

（二）纠正措施

(1) 购买新的校准液。

(2) 用新购买的校准液重新定标，纠正系统存在的正偏差。

(3) 重新做两个水平的室内质控。

(4) 重新测定冷冻保存的室间质评品。

(5) 结果：5 个测定结果均在允许范围，纠正结果有效。

（三）效果验证（图 8-4、图 8-5）

项目：RF KU/L

样本编号	科室结果	靶值	偏倚(%)	允许范围	下限 靶值 上限	评价结果
201521	17.2	15.6	10.26	11.7~19.5	*	通过
201522	35.2	32.5	8.31	24.4~40.6	*	通过
201523	30.1	28.0	7.50	21.0~35.0	*	通过
201524	21.9	19.9	10.05	14.9~24.9	*	通过
201525	26.6	23.7	12.24	17.8~29.6	*	通过

所属组	Siemens BN-BN II,BN100,BN ProSpec
本组实验室数	225
方法	散射比浊法(终点法)
仪器	Siemens BN II/BNProspec
试剂	BNP
校准物	BNP

成绩 100%

图 8-4 RF 效果验证一

项目：RF KU/L

样本编号	科室结果	靶值	偏倚(%)	允许范围	下限	靶值	上限	评价结果
201521	30.6	26.9	13.75	20.2~33.6			*	通过
201522	17.4	18.9	−7.94	14.2~23.6	*			通过
201523	40.3	40.2	0.25	30.2~50.3		*		通过
201524	21.6	22.7	−4.85	17.0~28.4	*			通过
201525	31.2	32.4	−3.70	24.3~40.5	*			通过

所属组 Siemens BN-BN II,BN100,BN ProSpec 成绩 100%
本组实验室数 220
方法 散射比浊法(终点法)
仪器 Siemens BN II/BNProspec
试剂 BNP
校准物 BNP

图 8-5 RF 效果验证二

【案例结论分析】 室间质评评价的目的可以归结为以下几方面：

(1) 确定实验室进行测量的能力，以及对实验室质量进行持续监控的能力。

(2) 识别实验室存在的问题，及时发现系统误差，并制订相应的补救措施。

(3) 确定新的测量方法的有效性和可比性，并对这些方法进行相应的监控。

(4) 增加实验室用户的信心。

(5) 识别实验室间的差异。

(6) 确定某种检测方法的性能特征。

（伊正君 张玉芝）

第二篇　创新性试验

实验一　重组人组织型纤溶酶原激活物的制备

一、目的要求

(1)通过查阅文献，设计实验方法并撰写项目申请书。

(2)根据实验设计，实施实验。

(3)分析实验结果，撰写结题报告。

二、研究目的

制备重组人组织型纤溶酶原激活物(tissue type plasminogen activator，t-PA)。

三、研究背景

1. t-PA　是一种由530个氨基酸残基组成的、分子质量为6.8 kDa的单链糖蛋白，主要由血管内皮细胞合成和释放。其主要功能是将纤溶酶原第561位精氨酸与第562位缬氨酸之间的肽键裂解，使其激活为具有活性的纤溶酶。

重组t-PA是一种新型的血栓溶解剂。当静脉使用时，t-PA只有与纤维蛋白结合后才被激活，诱导纤溶酶原成为纤溶酶，溶解血块，但对整个凝血系统各组分的系统性作用轻微，因而不会出现出血倾向，安全性较高。目前，重组t-PA已广泛用于急性心肌梗死、血流不稳定的急性大面积肺栓塞、急性缺血性脑梗死等血栓性疾病的溶栓治疗。由于血栓性疾病的发病率逐年上升，对溶栓药物的需求量逐年增加。因此，探讨重组t-PA的大规模制备技术对溶栓治疗具有重要意义。

2. DNA重组技术　是指将某一特定DNA片段通过重组DNA技术插入到一个载体中，导入宿主细胞，在宿主细胞中进行自我复制并得到大量完全相同的该DNA片段的“群体”。DNA重组技术的基本步骤大致包括：

(1)获取目的基因：可以通过全基因合成技术或逆转录PCR等方法获取目的基因，也可从已有的cDNA文库中获取。

(2)选择载体：优先选择真核表达载体，如酵母表达载体、昆虫细胞表达载体、哺乳动物细胞表达载体。

(3)目的基因和载体酶切及连接：选择合适的酶切位点，对目的基因和载体分别用限制性内切酶进行切割，然后用DNA连接酶进行连接。

(4)重组DNA导入受体细胞：将(3)中目的基因与载体的连接产物转化入感受态细胞中，将该菌涂布到含有与载体一致的抗生素的培养平皿中，37℃培养过夜。

(5)筛选与鉴定重组体：通过遗传标志物如抗性标记、插入失活、α-互补等方法挑出可能的阳性克隆，再用PCR方法或酶切法进行初步鉴定，最后用测序法进行鉴定。

(6)目的基因的表达及鉴定：将测序正确的质粒转化或转染到宿主细胞中进行目的蛋白的表达，对表达的目的蛋白进行大小、抗原性及功能的验证。

四、研究内容

利用所学的分子生物学知识及生物信息学知识获取人 t-PA 基因，将其克隆入真核表达载体，将测序正确的载体转染入真核细胞中进行人 t-PA 蛋白的表达，并对表达的人 t-PA 蛋白大小、抗原性及功能进行验证。

五、实验设计

请根据你所学过的知识及查阅文献资料，设计表达人 t-PA 的方案，纯化人 t-PA 后对其溶栓治疗的效果进行鉴定。

参考文献

Bembenek J P，Bilik M，Członkowska A. 2015. Successful treatment with intravenous recombinant tissue plasminogen activator in an acute stroke patient presenting with hemiballism. Funct Neurol， 30(1)：71-72.

Fitzek S，Fitzek C. 2015. A Myocardial infarction during intravenous recombinant tissue plasminogen activator infusion for evolving is chemic stroke. Neurologist， 20(3)：46-47.

Hirano T. 2015. Evaluation of cerebral perfusion in patients undergoing intravenous recombinant tissue plasminogen activator thrombolysis. Neurol Med Chir (Tokyo)， 55(10)：789-795.

(孙艳丽)

实验二　伤寒沙门菌 O 抗体竞争 ELISA 检测方法的建立

一、目的要求

(1)通过查阅文献，设计实验方法并撰写项目申请书。

(2)根据实验设计，实施实验。

(3)分析实验结果，撰写结题报告。

二、研究目的

建立伤寒沙门菌 O 抗体竞争 ELISA 检测方法。

三、研究背景

1. 伤寒　俗称肠热病、大热病，是由伤寒沙门菌引起的肠道传染病，传染性强，临床表现为持续高热、玫瑰疹、肝脾肿大、相对缓脉。伤寒沙门菌是革兰阴性杆菌，具有菌体抗原(即O抗原)、鞭毛抗原(即H抗原)及Vi抗原。临床检测该菌一般用肥达试验，即用已知伤寒沙门菌O抗原和H抗原与受检血清做定量凝集试验，测定受检血清中有无相应抗体及其效价，以辅助诊断伤寒。

然而，肥达试验的特异性不高，有假阳性反应出现，且阳性率不高，因此急需一种特异性高、准确度高的检测方法出现。

2. ELISA 是最常用的酶联免疫分析技术，同时也是一种非均相免疫分析体系。其基本原理是把抗原或抗体结合到某种固相载体表面，形成固相抗原或抗体；测定时将待检样品和酶标记抗原或抗体按一定程序与结合在固相载体上的抗原或抗体反应形成固相化抗原-抗体-酶复合物；通过洗涤将固相载体上形成的抗原-抗体-酶复合物与其他成分分离；加入底物后，底物被固相载体上的酶催化生成有色产物，通过定性或定量检测有色产物的量即可确定样品中待测物质的含量，结合在固相载体上的酶量与标本中受检物质的量成一定比例。

检测抗体的 ELISA 方法包括间接法、双抗原夹心法、竞争法、捕获法四种。针对伤寒沙门菌O抗原纯度不高的问题，检测抗伤寒沙门菌O抗体最佳的ELISA方法是竞争法。其基本原理是：先将伤寒沙门菌O抗原包被在固相载体上形成固相抗原，然后加入待测样品和酶标记的特异性伤寒沙门菌O抗体，此时待测标本中的抗伤寒沙门菌O抗体与酶标记的抗伤寒沙门菌O抗体竞争性地与固相载体上的伤寒沙门菌O抗原结合，温育后洗涤，加入底物显色，显色的强弱与待测标本中的抗伤寒沙门菌O抗体的含量负相关。

四、研究内容

利用所学的抗血清制备技术制备纯的伤寒沙门菌O多克隆抗体，用酶对其进行标记，并对用该抗伤寒沙门菌O抗体制备的竞争ELISA试剂盒检测伤寒沙门菌O抗体的效果进行鉴定及评价。

五、实验设计

请根据你所学过的知识及查阅文献资料，设计制备伤寒沙门菌O抗血清的方案，纯化伤寒沙门菌O多克隆抗体后利用酶标记技术制备酶标记的特异性伤寒沙门菌O抗体，并建立用竞争ELISA法检测抗伤寒沙门菌O抗体的试剂盒，将其与肥达试验的准确度、灵敏度及特异性进行比较。

参考文献

刘锦光，许岸高. 2000. 肥达反应对伤寒的诊断价值及影响因素. 广东医学，4：301-302.

Adhikari A，Rauniyar R，Raut P P，et al. 2015. Evaluation of sensitivity and specificity of ELISA against Widal test for typhoid diagnosis in endemic population of Kathmandu. BMC Infect Dis，15(1)：523.

Peng D，Feng L，Pan Y，et al. 2016. Development and validation of an indirect competitive enzyme-linked immunosorbent assay for monitoring organoarsenic compounds in edible chicken and pork and feed. Food Chem，197(Pt A)：821-828.

（孙艳丽）

实验三　HCG 免疫胶体金检测方法的建立

一、目的要求

(1)通过查阅文献，设计实验方法并撰写项目申请书。

(2)根据实验设计，实施实验。

(3)分析实验结果，撰写结题报告。

二、研究目的

建立 HCG 免疫胶体金检测方法。

三、研究背景

1. HCG　是一种由胎盘滋养层细胞分泌的、由 α 和 β 组成的糖蛋白，分子量约为 3.67 kDa，其 α 亚基与垂体分泌的卵泡刺激素(follicule-stimulating hormone，FSH)、黄体生成素(luteinizing hormone，LH)和促甲状腺激素(thyroid-stimulating hormone，TSH)等基本相似，故四者之间能发生交叉反应，而 β 亚基的结构不同。β-HCG 与 β-LH 结构相近，但最后 24 个氨基酸延长部分在 β-LH 中不存在。因此，以 β-HCG 的最后 24 个氨基酸构成的多肽作为抗原制备单克隆抗体，将有助于提高 HCG 检出的特异性。

HCG 的检查对早期妊娠、异位妊娠、先兆流产、人工流产、滋养细胞肿瘤等疾病的诊断有重要意义，因此，研发一种高特异性的只针对 HCG 的检测试剂盒对这些疾病的诊断尤为重要。

2. 免疫胶体金　免疫胶体金技术(Immune colloidalgold technique) 是一种用胶体金标记抗原或抗体的新型免疫标记技术。胶体金是由氯金酸($HAuCl_4$)在还原剂如白磷、抗坏血酸、枸橼酸钠、鞣酸等的作用下聚合成的特定大小的金颗粒，由于静电作用保持一种稳定的胶体状态。胶体金在弱碱环境下带负电荷，可与蛋白质分子的正电荷基团牢固结合，由于这种结合是静电结合，所以不影响蛋白质的生物特性。

胶体金对蛋白的吸附主要取决于 pH，在接近蛋白质的等电点或偏碱的条件下，两者容易结合成牢固的复合物。如果胶体金的 pH 低于蛋白质的等电点时，两者会失去结合能力。除此以外，胶体金颗粒的大小、离子强度、蛋白质的相对分子质量等都对胶体金与蛋白质的结合有影响。

以 IgG 作为待标记蛋白，胶体金标记 IgG 的基本步骤包括：

(1)待标记蛋白溶液的制备：将待标记蛋白置于 0.005M，pH 7.0 的 NaCl 溶液中 4℃透析过夜，以除去多余的盐离子，然后 100 000g，4℃离心 1h，去除大颗粒物质。

(2)待标记胶体金溶液的准备：用 0.1M K_2CO_3 或 0.1MHCl 调节胶体金溶液的 pH 至 9.0。

(3)胶体金与标记蛋白用量之比的确定

1)根据待标记蛋白的性质调节胶体金的 pH，将其分装成 10 管，每管 1ml。

2)以标记 IgG 为例，用 0.005M pH 9.0 硼酸盐缓冲液将 IgG 的浓度依次调整为 5～50 mg/ml，分别取 1ml，加入到上述胶体金溶液中，混匀。对照管只加 1ml 稀释液。

3) 5min 后，在上述各管中加入 0.1ml 10%NaCl 溶液，混匀后静置 2h，观察结果：对照管（未加蛋白质）和加入蛋白质的量不足以稳定胶体金的试管中呈现出由红变蓝的聚沉现象；而加入蛋白量达到或超过最低稳定量的各管仍保持红色不变。将稳定 1ml 胶体金溶液红色不变的最低蛋白质用量称为该标记蛋白质的最低用量。

(4) 胶体金与 IgG 的结合：将胶体金和 IgG 溶液用 0.1M K_2CO_3 调 pH 至 9.0，电磁搅拌 IgG 溶液，加入胶体金溶液，继续搅拌 10min，加入一定量的稳定剂以防止抗体蛋白与胶体金聚合发生沉淀。常用稳定剂是 5%胎牛血清和 1%聚乙二醇。

(5) 胶体金标记蛋白的纯化：可用超速离心法或凝胶过滤法对其进行纯化。

(6) 胶体金蛋白结合物的质量鉴定：包括胶体金颗粒平均直径、蛋白活性及浓度的鉴定。

四、研究内容

利用所学的分子生物学技术表达人 β-HCG 或从公司购买 β-HCG 来源的多肽，用其通过杂交瘤技术制备抗人 β-HCG 的单克隆抗体，制备并鉴定免疫胶体金，并对其用于检测 HCG 的效果进行初步评价。

五、实验设计

请根据你所学过的知识及查阅文献资料，设计制备人 β-HCG 单克隆抗体的方案，并对抗体进行纯化，用胶体金对其进行标记，鉴定免疫胶体金的性质，并初步评价其用于检测 HCG 的效果。

参考文献

段秀群，张伟，龚国富. 2012. 胶体金法血清 β-HCG 检测结果对发光免疫分析仪检测程序选择的价值. 国际检验医学杂志， 6：751-752.

易喻，沈泓，朱克寅，等. 2010. HCG 单克隆抗体的蛋白 A 亲和色谱纯化. 中国医药工业杂志，8：573-576.

Green N M. 2013. Intra-arterial tissue plasminogen activator for an ischemic stroke in a 21-year-old Hispanic woman with elevated beta human chorionic gonadotropin and complex clinical history. J Neurosci Nurs，45 (4)：222-225.

Lawless M E，Jourg，Hoch B L，et al. 2014. Beta-human chorionic gonadotropin expression in recurrent and metastatic giant cell tumors of bone：a potential mimicker of germ cell tumor. Int J Surg Pathol，22 (7)：617-622.

Lu Y，Chen W，Jin L，et al. 2015. Sigmoid carcinoma by high-level serum β-human chorionic gonadotropin and ectopic pregnancy-like symptoms. Taiwan J Obstet gynecol， 54 (1)：86-88.

（孙艳丽）

实验四　荧光标记 CD34 抗体的制备

一、目 的 要 求

(1) 通过查阅文献，设计实验方法并撰写项目申请书。

(2) 根据实验设计，实施实验。

(3) 分析实验结果，撰写结题报告。

二、研究目的

制备荧光标记 CD34 抗体。

三、研究背景

1. CD34　是一种分子质量为 115 000～120 000Da 的黏附分子，属于钙黏蛋白家族，选择性地表达于人类及其他哺乳动物造血干/祖细胞表面，并随细胞的成熟逐渐减弱至消失。长期以来，CD34 分子是造血干细胞 (hematopoietic stem cells，HSCs) 的表面标记之一，因而可以用于 HSCs 的筛选。

HSCs 已被广泛用于治疗恶性血液病、部分恶性肿瘤、部分遗传性疾病等 75 种致死性疾病，如急性白血病、慢性白血病、骨髓增生异常综合征、造血干细胞疾病、骨髓增殖性疾病、淋巴增殖性疾病、巨噬细胞疾病、遗传性代谢性疾病、组织细胞疾病、遗传性红细胞疾病、遗传性免疫系统疾病、遗传性血小板疾病、浆细胞疾病、地中海贫血、非血液系统恶性肿瘤、急性放射病等。造血干细胞移植技术，使得这些疾病有了被治愈的可能。而应用荧光标记的 CD34 抗体检测并获取造血干细胞是应用造血干细胞进行治疗的前提。

2. 免疫荧光标记技术　是用荧光素标记已知的抗体或抗原分子，当其与相对应的抗原或抗体发生反应时形成的抗原抗体复合物会带有一定量的荧光素，在荧光显微镜下可看到发出荧光的抗原抗体结合部位，以此来检测抗原或抗体。常用的荧光素有异硫氰酸荧光素 (fluorescein isothiocyanate，FITC)、四乙基罗丹明 (tetraethyl rhodamine B200，RB200) 和藻红蛋白 (phycoerythrin，PE)。

以荧光素 FITC 为例，其标记抗体的基本原理是：抗体蛋白的自由氨基与 FITC 的异硫氰基在碱性溶液中形成硫碳酰胺键，使抗体与 FITC 结合成荧光抗体。

FITC 标记抗体的基本步骤包括：

(1) 获取纯的待标记抗体和荧光素。

(2) 对抗体进行荧光标记：将待标记的蛋白质溶液装入透析袋中，置于含 FITC 的 0.01M pH 9.4 的碳酸盐缓冲液中反应过夜即可。此法标记较均匀，非特异性荧光较少。

(3) 荧光抗体的鉴定

1) 荧光素与蛋白质的结合比率：

荧光素标记蛋白显示出不均一性，即有的抗体过量结合荧光素，有的未结合荧光素。荧光素 (F) 结合到抗体蛋白 (P) 上的量称为荧光素与蛋白质的结合比率 (F/P)，可通过下列方法进行计算：将荧光素标记的抗体适当稀释，使其 A280nm 值约等于 1.0，分别测定 A495nm 和 A280nm 值，则

$$F/P = \frac{2.87 \times A_{495nm}}{A_{280nm} - 0.35 \times A_{495nm}}$$

F/P 比率越大，表明抗体分子结合的荧光素越多；反之则越少。用于活细胞染色的 F/P 比率以 2.4 为宜。

2) 抗体效价：可以通过双向免疫扩散试验测定。当抗原含量为 1g/L 时，抗体效价＞1∶16 者较为理想。

3)抗体特异性：可用抑制性试验验证。阳性标本先与相应未标记抗体反应，洗涤后，再加荧光抗体染色，荧光强度应受到明显抑制。

四、研究内容

利用所学的杂交瘤细胞技术制备CD34单克隆抗体，接着制备FITC标记的CD34单克隆抗体，并鉴定该荧光标记抗体的F/P比率、效价及特异性。

五、实验设计

请根据你所学过的知识及查阅文献资料，设计制备CD34单克隆抗体的方案，接着制备FITC标记的荧光抗体，并对该荧光抗体的F/P比率、效价及特异性进行鉴定。

参考文献

李爱玲. 2002. 抗人CD20和CD34单抗的研制及其功能研究[D]. 第二军医大学.
谭锦泉，黄保军，王红艳，等. 2001. gM-CSF诱导人脐血$CD34^+$造血干细胞上CXCR3的表达安徽医科大学学报， 1：5-11.
王亮，李梅君. 2009. 造血干细胞移植在肝脏疾病治疗中的应用与进展. 中国组织工程研究与临床康复，45：8983-8986.
Shen B，Jiang W，Fan J，et al. 2015. Residues 39-56 of stem cell factor protein sequence are capable of stimulating the expansion of cord blood CD34+ cells [J]. PLoS One，10(10)：e0141485.

（孙艳丽）

实验五　甲胎蛋白化学发光免疫检测方法的建立

一、目的要求

(1)通过查阅文献，设计实验方法并撰写项目申请书。
(2)根据实验设计，实施实验。
(3)分析实验结果，撰写结题报告。

二、研究目的

建立甲胎蛋白(α-fetoprotein，αFP或AFP)化学发光免疫检测方法。

三、研究背景

1. AFP　是一种分子质量为6.9万Da的糖蛋白，主要在胎儿肝中合成，在胎儿13周时占血浆蛋白总量的1/3。在妊娠30周达最高峰，以后逐渐下降，出生时血浆中浓度为高峰期的1%左右，约40 mg/L，在周岁时接近成人水平(低于30μg/L)。但当肝细胞发生癌变时，又恢复了产生这种蛋白质的功能，而且随着病情恶化它在血清中的含量会急剧增加，因此AFP成了诊断原发性肝癌的一个特异性临床指标。

在成人，AFP 可以在大约 80%的肝癌患者血清中升高，在生殖细胞肿瘤出现 AFP 的阳性率为 50%；在其他疾病如胰腺癌、肺癌、肝硬化等患者中亦可出现不同程度的升高。产前监测中检查产妇羊水或母体血浆中的 AFP 有助于排除神经管缺损、脊柱裂、无脑儿等疾病。胎儿在宫腔内死亡、畸胎瘤等先天缺陷亦可有羊水中 AFP 增高。

AFP 是迄今为止发现的原发性肝癌最灵敏、最特异的肿瘤标志物，70%～95%的原发性肝癌患者呈现 AFP 水平升高，血液中 AFP 的水平对于肿瘤的早期发现、病情的发展、治疗后的评价、监测复发和转移等方面都具有一定的应用价值。因此，建立一种灵敏度高、特异性好的检测方法对有些肿瘤的诊断具有重要意义。AFP 化学发光免疫检测法即具有上述优点。

2. 化学发光免疫检测法(chemiluminescence immunoassay，CLIA) 是将具有高灵敏度的化学发光测定技术与高特异性的免疫反应相结合，可用于各种抗原、半抗原、抗体、激素、酶、脂肪酸、维生素和药物等检测的分析技术。其灵敏度和精确度比酶免法、荧光法高几个数量级，是目前发展和推广应用最快的免疫分析方法。此外，它还具有试剂稳定且有效期长(6～18 个月)、价格低廉、方法稳定快速、检测范围宽、操作简单、自动化程度高等优点。

化学发光与放射免疫法是公认的肿瘤标志物和各种激素最精确和最成熟的检测方法，两者的原理、技术与方法早已成熟并被国外各大医院用于肿瘤检测和激素检测，两者的试剂与仪器均通过美国 FDA 认证与我国药监局批准。但是，放射免疫分析法虽有很高的灵敏度，却存在放射性防护和同位素污染的问题，况且试剂价格昂贵、保质期短，在基层医疗机构难以普及。化学发光免疫分析仪继承了放射免疫的所有优点，同时克服了放射免疫和酶联免疫各自的缺点，可以完全替代放射免疫分析和酶联免疫分析，是临床免疫检测最理想的新方法。

目前常用于标记的化学发光物质有吖啶酯(acridinium ester，AE)，其化学发光反应的原理是在碱性条件下，吖啶酯被 H_2O_2 氧化，发出波长为 470nm 的光，发光在 1s 内完成，为快速地闪烁发光，具有很高的发光效率，该发光反应体系的发光体为激发态产物 N-甲基吖啶酮。吖啶酯作为标记物用于免疫分析，其化学反应简单、快速、无需催化剂；可检测半抗原，多采用竞争法；也可检测大分子抗原，多采用夹心法，非特异性结合少，本底低，且与大分子的结合不会减小所产生的光量，灵敏度高。

吖啶酯标记抗体的基本方法是：用 0.1 M 碳酸盐缓冲液(pH 8.5)调整抗体浓度为 1 mg/ml，用 N，N-二甲基甲酰胺(DMF)调吖啶酯浓度为 2 mg/ml，将两者按照分子个数比 1∶5 的比例混合，于 25℃摇床上避光反应 20min，再加入 10%赖氨酸，继续反应 30min。

四、研究内容

利用所学的单克隆抗体制备技术制备 AFP 单克隆抗体，接着制备纯的吖啶酯标记的 AFP 抗体，并测定其标记效率，初步评价其用于 AFP 检测的灵敏度及特异性。

五、实验设计

请根据你所学过的知识及查阅文献资料，设计制备吖啶酯标记的 AFP 单克隆抗体的方案，用吸光度法测定其标记效率，将其用于检测患者血清中 AFP 水平，从而评价该化学发光免疫检测方法的灵敏度及特异性。

参 考 文 献

周齐洋，王楠，陈秀发. 2013. 测定癌胚抗原的吖啶酯化学发光免疫分析方法的建立. 标记免疫分析与临床，20(6)：451-454.
Fang Y U，Wang L，Yang N，et al. 2015. Successful multimodal therapy for an α-fetoprotein-producing gastric cancer patient with simultaneous liver metastases. Oncol Lett，10(5)：3021-3025.
Hamamci M，Karaahmet F，Akincih，et al. 2015. Metastatic lung adenocarcinoma related α-Fetoprotein elevation in a patient with HBV-related cirrhosis. Acta Gastroenterol Belg，78(4)：441-442.
Lima L R，Bezerra M F，Almeida S M，et al. 2013. Glycophenotype evaluation in cutaneous tumors using lectins labeled with acridinium ester. Dis Markers，35(3)：149-154.
Zadykowicz B，Czechowska J，Ożóg A，et al. 2015. Effective chemiluminogenic systems based on acridinium esters bearing substituents of various electronic and steric properties. Org Biomol Chem，14(2)：652-668.

（孙艳丽）

实验六　体外构建分枝杆菌肉芽肿模型

一、目 的 要 求

(1)通过查阅文献，撰写详细的研究创新型实验申请书。
(2)体外构建分枝杆菌肉芽肿模型。
(3)分析肉芽肿形成的影响因素。
(4)体外鉴定分枝杆菌肉芽肿模型。
(5)根据实验结果撰写结题报告。

二、研 究 目 的

探索体外构建分枝杆菌肉芽肿模型的方法及其影响因素。

三、研 究 背 景

结核分枝杆菌（*Mycobacterium tuberculosis*，Mtb）可侵犯皮肤、黏膜、肺等多个器官，Mtb侵入人体后，人体的免疫系统会对其进行包裹，形成结核球，在局部可引起巨噬细胞吞噬、免疫细胞聚集及相关细胞因子、趋化因子、细胞黏附分子等释放，人体可对被破坏的组织进行修复再生，形成一个典型的组织病理学结构——肉芽肿(tuberculous granuloma)，即结核结节(tuberculous nodule)。结核结节是Mtb致局部组织病理变化引起的中性粒细胞与纤维组织聚集产生的包块，该结节的中央为干酪样坏死，周围伴有增生的上皮样细胞与朗汉斯多核巨细胞(langhans multinucleate giant cell)，同时伴有淋巴细胞与成纤维细胞围绕。研究表明，结核性肉芽肿是一把“双刃剑”，一方面肉芽肿内的免疫细胞及免疫因子可抑制Mtb的生长与繁殖，局限并防止其扩散；另一方面，Mtb可通过系列机制如阻抑吞噬体成熟、酸化及与溶酶体前体融合等，阻止巨噬细胞对Mtb的彻底清除，还可阻挡治疗药物的进入。因此，对于结核性肉芽肿的结构、形成与演变的研究成为Mtb/宿主免疫相互作用的一个重要方面。目前尚无公认的结核性肉芽肿模型，在一定程度上制约了结核病的发病机制及临床防治的深入研究。

将结核肉芽肿研究具体化，有助于探明肉芽肿的形成机制及研究免疫细胞、分子等因素在肉芽肿形成不同时期中的作用。本研究拟通过外周血单个核细胞分别与Mtb、BCG共培养，建立一个能模拟人类分枝杆菌肉芽肿形成的体外模型。

四、研究内容

(1) 探索体外构建分枝杆菌肉芽肿模型的方法。

(2) 分析构建分枝杆菌肉芽肿模型的影响因素。

五、实验设计

(1) 根据研究内容设计详细的实验技术路线。

(2) 根据研究内容选择相应的实验方法达到研究目的。

参考文献

田蔚蔚，张晓东，王秋玲，等. 2014. 分枝杆菌感染肉芽肿体外模型的建立和验证.中华皮肤科杂志，47(3)：186-191.

Al Shammari B，Shiomi T，Tezera L，et al. 2015. The extracellular matrix regulates granuloma necrosis in tuberculosis. J Infect Dis，212(3)：463-473.

Datta M，Via L E，Kamoun W S，et al. 2015. Anti-vascular endothelial growth factor treatment normalizes tuberculosis granuloma vasculature and improves small molecule delivery. Proc Natl Acad Sci U S A，112(6)：1827-1832.

Diedrich C R，O'Hern J，Wilkinson R J. 2016. hIV-1 and the *Mycobacterium tuberculosis* granuloma：a systematic review and meta-analysis. Tuberculosis (Edinb)，98：62-76.

Kiran D，Podell B K，Chambers M，et al. 2016. host-directed therapy targeting the *Mycobacterium tuberculosis* granuloma：a review. Semin Immunopathol，38(2)：167-183.

Matty M A，Roca F J，Cronan M R，et al. 2015. Adventures within the speckled band：heterogeneity，angiogenesis，and balanced inflammation in the tuberculous granuloma. Immunol Rev，264(1)：276-287.

Qualls J E，Murray P J. 2016. Immunometabolism within the tuberculosis granuloma：amino acids，hypoxia，and cellular respiration. Semin Immunopathol，38(2)：139-152.

Zhang Q，Fu X，Wang C，et al. 2015. Cutaneous sarciodosis with granuloma formation around nerves mimicking mycobacterial infection. Eur J Dermatol，25(4)：345.

（付玉荣）

实验七　嗜铜绿假单胞菌烈性噬菌体的分离纯化

一、目的要求

(1) 通过查阅文献，撰写详细的研究创新型实验申请书。

(2) 从环境中分离纯化嗜铜绿假单胞菌烈性噬菌体。

(3) 对纯化的上述嗜铜绿假单胞菌烈性噬菌体进行体外杀菌活性分析。

(4) 根据实验结果撰写结题报告。

二、研 究 目 的

探索从环境中分离嗜铜绿假单胞菌烈性噬菌体的方法并对分离到的铜绿假单胞菌烈性噬菌体进行体外杀菌活性分析。

三、研 究 背 景

细菌耐性增长已引起全球的关注，耐药菌特别是多重耐药菌的出现对人类健康构成了极大威胁，某些耐药细菌感染面临无药可用的境地。铜绿假单胞菌是非常重要的一种条件致病菌，其感染严重威胁患者生命，是当前临床上难以有效控制的疾病之一。随着抗生素的不规范使用，多耐药或泛耐药的铜绿假单胞菌分离株日渐增多，耐药性日益增强，对抗生素敏感性低，耐药性高。由于铜绿假单胞菌的耐药机制复杂，易形成多重耐药，已经给临床抗感染治疗造成了严重威胁。

寻找新的治疗策略从而更有效地控制该菌所致的各种感染已经成为刻不容缓的问题。鉴于新抗生素研发的速度远远低于耐药菌产生的速度，寻找替代抗生素治疗细菌性疾病的策略成为解决该问题的有效途径，而能够独特裂解宿主菌的病毒噬菌体成为抗菌药物研发的新希望。噬菌体制剂作为新型的治疗方法，受到越来越广泛的关注。

噬菌体(bacteriophage)是一类细菌病毒，广泛地存在于水、土壤、植物等自然环境与人体中，其遗传物质与结构都非常简单，因其能高度专一特异裂解靶细菌而备受关注。烈性噬菌体感染细菌后，能在宿主菌内增殖，引起细菌破裂，起到杀菌作用，与抗生素相比有一定优越性。目前已受到各国科学家的认可，是一种极具潜力的抗菌剂来源。因耐药性细菌的出现，抗生素治疗不再像以前那样有效，应高度重视烈性噬菌体作为抗菌治疗的研究。

铜绿假单胞菌已成为条件致病菌的首位，并且耐药问题严重，给临床治疗带来了很大困难，已引起人们的极大重视。本项目的目的是拟从环境中分离铜绿假单胞菌噬菌体，探索后续用于铜绿假单胞菌感染的噬菌体治疗策略。

四、研 究 内 容

(1)探索从环境中分离嗜铜绿假单胞菌烈性噬菌体的方法。

(2)分析分离到的嗜铜绿假单胞菌烈性噬菌体的体外杀菌活性。

五、实 验 设 计

(1)根据研究内容设计详细的实验技术路线。

(2)根据研究内容选择相应的实验方法以达到研究目的。

参 考 文 献

Beke G，Stano M，Klucar L. 2016. Modelling the interaction between bacteriophages and their bacterialhosts. Math Biosci，279：27-32.

Chakotiya A S，Tanwar A，Narula A，et al. 2016. Alternative to antibiotics against Pseudomonas aeruginosa：Effects of Glycyrrhiza glabra on membrane permeability and inhibition of efflux activity and biofilm formation in *Pseudomonas aeruginosa* and its invitro time-kill activity. Microb Pathog， 98：98-105.

Hraiech S，Brégeon F，Rolain J M. 2015. Bacteriophage-based therapy in cystic fibrosis-associated *Pseudomonas aeruginosa* infections：rationale and current status. Drug Des Devel Ther，9：3653-3663.

Matos E C，Matos H J，Conceição M L，et al. 2016. Clinical and microbiological features of infections caused by *Pseudomonas aeruginosa* in patients hospitalized in intensive care units. Rev Soc Bras Med Trop，49(3)：305-311.

Taherpour A，Hashemi A，Erfanimanesh S，et al. 2016. Efficacy of methanolic extract of green and black teas against extended-spectrum β-lactamase-producing *Pseudomonas aeruginosa*. Pak J Pharm Sci，29(4)：1257-1261.

Wang Z，Zheng P，Ji W，et al. 2016. SLPW：A virulent bacteriophage targeting methicillin-resistant *Staphylococcus aureus* in *vitro* and in *vivo*. Front Microbiol，7：934.

（付玉荣）

实验八　曲霉菌 28S rDNA D1-D2 荧光定量 PCR 检测方法的建立

一、目的要求

(1) 通过查阅文献，撰写详细的研究创新型实验申请书。
(2) 建立基于检测曲霉菌 28S rDNA D1-D2 的荧光定量 PCR 方法。
(3) 对上述构建的荧光定量 PCR 方法进行方法学评价。
(4) 根据实验结果撰写结题报告。

二、研究目的

探索建立、优化基于检测曲霉菌 28S rDNA D1-D2 荧光定量 PCR 方法，对上述构建的荧光定量 PCR 方法进行方法学评价。

三、研究背景

近年来，由于抗生素、抗肿瘤药物、免疫抑制剂的广泛应用等原因，真菌感染的人数呈上升趋势，其中深部真菌感染也越来越多见。曲霉菌感染是深部真菌感染最常见的真菌之一，因其感染隐匿，预后很差，难以诊治与高死亡率等特点被临床医生所重视。提高曲霉菌感染早期诊断的准确性，有利于临床上合理使用抗菌药物，对降低患者病死率与真菌的耐药率具有重要研究意义。

曲霉菌感染的现行诊断方法存在不同程度的缺陷。正常无菌的封闭体腔内或器官中发现有真菌感染的微生物学证据仍是具有决定性意义的证据，但由于受到条件限制与人为误差影响，使得结果受到较多干扰；G 实验简单快速，灵敏度高，可以检测出多种真菌，但是不能区分菌种，而且存在假阳性与假阴性结果；GM 实验耗时短，阳性检出率高，但其最佳阳性界值存在争议。结合临床经验，分子生物水平诊断技术的发展对于真菌的感染与治疗检测在今后将起到重要作用。

实时荧光定量 PCR 技术是在 PCR 反应体系中加入荧光基团，利用荧光信号实时监测整个

PCR 进程，最后通过标准曲线对未知模板进行定量分析的一种方法。这种方法快速敏感，灵敏度高，重复性好，可以鉴别感染的菌种。

侵袭性曲霉菌感染诊断问题越来越在临床工作中受到重视，目前仍缺乏简便有效的诊断方法。本实验拟建立基于检测曲霉菌 28S rDNA D1-D2 的荧光定量 PCR 方法。用实时定量 PCR 技术检测患者血液或肺泡灌洗液标本中的侵袭性曲霉病，此诊断方法快速准确，并且可以鉴别菌种，有助于临床上更有针对性地进行抗真菌药物的治疗。

四、研究内容

(1) 探索建立检测曲霉菌 28S rDNA D1-D2 荧光定量 PCR 方法。

(2) 评价上述检测方法早期诊断侵袭性曲霉菌感染的临床应用价值。

五、实验设计

(1) 根据研究内容设计详细的实验技术路线。

(2) 根据研究内容选择相应的实验方法以达到研究目的。

参考文献

Buitrago M J，Bernal-Martinez L，Castelli M V，et al. 2014. Performance of panfungal and specific-PCR-based procedures for etiological diagnosis of invasive fungal diseases on tissue biopsy specimens with proven infection：a 7-year retrospective analysis from are ference laboratory. J Clin Microbiol， 52 (5)：1737-1740.

Gautier M，Normand A C，L'Ollivier C，et al. 2016. *Aspergillus tubingensis*：a major filamentous fungus found in the airways of patients with lungdisease. Med Mycol，4 (5)：459-470.

Jaijakul S，Vazquez J A，Swanson R N，et al. 2012. （1，3）-β-D-Glucan asAprognostic marker of treatment response in invasive candidiasis. Clin Infect Dis， 55 (4)：521-526.

Kobayashi K，Kimura S，Heux L，et al. 2013. Crystal transition betweenhydrate and anhydrous (1-3) -beta-d-xylan from *Penicillus dumetosus*. Carbohydr Polym， 97 (1)：105-110.

Lu Y，Chen Y，Guo Y，et al. 2011. Diagnosis of invasive fungal disease using serum（1，3）-b-D-glucan：a bivariate meta analysis. Intern Med，50 (22)：2783-2791.

Rolle A M，Hasenberg M，Thornton C R，et al. 2016. Immuno PET/MR imaging allows specific detection of *Aspergillus fumigatus* lung infection in *vivo*. Proc Natl Acad Sci USA， 113 (8)：E1026-1033.

（付玉荣）